David Meyer

Minimalnie inwazyjne procedury redukcji tkanki
tłuszczowej w medycynie estetycznej

David Meyer

Minimalnie inwazyjne procedury redukcji tkanki tłuszczowej w medycynie estetycznej

ISBN: 978-3-68904-054-3
Dostępny w wersji papierowej i e-book

Copyright: Bremen University Press
Miejsce publikacji: Brema
Wydanie 1, w styczniu 2024 r.
Wersja 1.0
Wydrukowano w UE, UK, USA, JP, AUS
bup@bremenuniversitypress.com
www.bremenuniversitypress.com

David Meyer

Minimalnie inwazyjne procedury redukcji tkanki
tłuszczowej w medycynie estetycznej

Zawartość

SŁOWO WSTĘPNE   **4**

WPROWADZENIE   **7**

DEFINICJA METOD MINIMALNIE INWAZYJNYCH   7
ROZWÓJ HISTORYCZNY   8
ZNACZENIE DLA MEDYCYNY ESTETYCZNEJ   11

ROZDZIAŁ 1: PODSTAWY REDUKCJI TKANKI TŁUSZCZOWEJ   **15**

ANATOMIA I FIZJOLOGIA TKANKI TŁUSZCZOWEJ   15
PRZYCZYNY I ROZMIESZCZENIE TKANKI TŁUSZCZOWEJ   17
RÓŻNICE MIĘDZY MINIMALNIE INWAZYJNĄ A CHIRURGICZNĄ REDUKCJĄ TKANKI TŁUSZCZOWEJ   19
PRZEGLĄD METOD MINIMALNIE INWAZYJNYCH   21

ROZDZIAŁ 2: PRZYGOTOWANIE   **24**

WYBÓR WŁAŚCIWEGO PROCESU   24
ROZMOWA DORADCZA   26
WYMAGANIA MEDYCZNE I PRZECIWWSKAZANIA   28
REALISTYCZNE WYZNACZANIE CELÓW   31

ROZDZIAŁ 3: LIPOLIZA INIEKCYJNA (ZASTRZYK USUWAJĄCY TŁUSZCZ)   **33**

ŚCIERANIE DO USUWANIA STRZYKAWEK   33
RÓŻNICA W STOSUNKU DO LEMON BOTTLE JAB   34

JAK DZIAŁA LIPOLIZA INIEKCYJNA	37
PROCEDURA I TECHNIKI LECZENIA	38
SKUTECZNOŚĆ I BADANIA	41
MOŻLIWE ZAGROŻENIA I SKUTKI UBOCZNE	42

ROZDZIAŁ 4: KRIOLIPOLIZA 44

APLIKACJA NA ZIMNO W CELU REDUKCJI TKANKI TŁUSZCZOWEJ	44
ZABIEG KRIOLIPOLIZY	45
PROTOKOŁY LECZENIA	46
TECHNOLOGIA URZĄDZENIA	48
SKUTKI DŁUGOTERMINOWE I BADANIA KLINICZNE	49
BEZPIECZEŃSTWO I SKUTKI UBOCZNE	51

ROZDZIAŁ 5: LIPOLIZA LASEROWA 54

PODSTAWY LASEROTERAPII W REDUKCJI TKANKI TŁUSZCZOWEJ	54
TECHNIKI WDRAŻANIA I LECZENIA	56
SKUTECZNOŚĆ I WYNIKI BADAŃ	58
RYZYKO I OPIEKA PO LECZENIU	59

ROZDZIAŁ 6: TERAPIA CZĘSTOTLIWOŚCIĄ RADIOWĄ 62

TEORIA I PRAKTYKA ENERGII O CZĘSTOTLIWOŚCI RADIOWEJ	62
PROCEDURA LECZENIA	64
USTAWIENIA URZĄDZENIA	65
WYNIKI I SKUTKI DŁUGOTERMINOWE	66
ASPEKTY BEZPIECZEŃSTWA I SKUTKI UBOCZNE	69

ROZDZIAŁ 7: ULTRADŹWIĘKOWA REDUKCJA TKANKI TŁUSZCZOWEJ 71

ULTRADŹWIĘKI W MEDYCYNIE ESTETYCZNEJ	71
PROCEDURY LECZENIA I TYPY URZĄDZEŃ	73
DOWÓD SKUTECZNOŚCI I DOŚWIADCZENIA PACJENTÓW	75
ZARZĄDZANIE RYZYKIEM I OPIEKA POSPRZEDAŻOWA	77

ROZDZIAŁ 8: TERAPIE SKOJARZONE — 80

POŁĄCZENIE RÓŻNYCH TECHNIK	80
INTEGRACJA METOD NIEINWAZYJNYCH	82
ROLA ODŻYWIANIA I SPRAWNOŚCI FIZYCZNEJ	84

ROZDZIAŁ 9: ETYKA, PRAWA I WYTYCZNE — 87

KWESTIE ETYCZNE W MEDYCYNIE ESTETYCZNEJ	87
RAMY PRAWNE I STANDARDY	89
WYTYCZNE DLA PRAKTYKÓW	91
PRAWA I INFORMACJE DLA PACJENTÓW	93
KOSZTY LECZENIA	94
SAMOLECZENIE	95

ROZDZIAŁ 10: PERSPEKTYWY NA PRZYSZŁOŚĆ — 98

BIEŻĄCE BADANIA I PRZYSZŁY ROZWÓJ	98
INNOWACYJNE TECHNOLOGIE I NOWE PODEJŚCIA	100

WNIOSKI — 102

Przedmowa

Temat redukcji tkanki tłuszczowej stał się coraz ważniejszy w ostatnich dziesięcioleciach, głównie ze względu na rosnącą świadomość zdrowia i dobrego samopoczucia w społeczeństwie.

Wraz z rosnącą częstością występowania nadwagi i otyłości obserwowaną zarówno w krajach rozwiniętych, jak i rozwijających się, rośnie zaniepokojenie związanymi z nimi zagrożeniami dla zdrowia, takimi jak choroby serca, cukrzyca, wysokie ciśnienie krwi i niektóre nowotwory. Rozwój ten doprowadził do zwiększonego zapotrzebowania na skuteczne metody redukcji masy ciała i tkanki tłuszczowej.

Ponadto estetyczny ideał szczupłego ciała odgrywa ważną rolę w mediach i kulturze popularnej, co zwiększyło zainteresowanie redukcją tkanki tłuszczowej nie tylko ze względów zdrowotnych, ale także kosmetycznych. Postęp w medycynie i technologii umożliwił również nowe i bardziej skuteczne metody redukcji tkanki tłuszczowej, zarówno poprzez zabiegi chirurgiczne, jak i niechirurgiczne. Rozwój ten zwiększył dostępność i wybór opcji leczenia, czyniąc ten temat jeszcze bardziej istotnym. Do tego dochodzi rosnąca świadomość zdrowotna i chęć wielu osób do inwestowania w swoje zdrowie i wygląd, co dodatkowo zwiększa znaczenie redukcji tkanki tłuszczowej.

Oprócz metod minimalnie inwazyjnych istnieje wiele podejść do redukcji tkanki tłuszczowej, które różnią się intensywnością, mechanizmem działania i wymaganymi zasobami. Tradycyjne i podstawowe metody obejmują zmiany w diecie i ćwiczenia, które są uważane za podstawę każdej strategii odchudzania. Zrównoważona dieta o ograniczonej kaloryczności, bogata w składniki odżywcze, ale o niskiej zawartości nadmiaru kalorii i niezdrowych tłuszczów, odgrywa ważną rolę w redukcji tkanki tłuszczowej. Diety takie jak dieta śródziemnomorska, niskowęglowodanowa lub wysokobiałkowa są popularne, ale kluczem często jest wprowadzenie długoterminowych zmian w nawykach żywieniowych, które są zrównoważone i realistyczne. Wiele osób nie radzi sobie z tym problemem i szuka pomocy medycznej.

Regularna aktywność fizyczna, w tym ćwiczenia aerobowe, takie jak bieganie, pływanie lub jazda na rowerze oraz trening siłowy, pomaga spalać kalorie i budować masę mięśniową, co z kolei zwiększa podstawową przemianę materii, a tym samym zdolność organizmu do bardziej efektywnego spalania tłuszczu.

Oprócz diety i ćwiczeń, zmiany behawioralne są ważnym aspektem redukcji tkanki tłuszczowej. Obejmuje to pracę nad nawykami, które przyczyniają się do kontroli wagi, takimi jak trzymanie się planów posiłków, unikanie emocjonalnego jedzenia i ustalanie realistycznych celów. Czasami wsparcie dietetyka, psychologa lub trenera odchudzania jest pomocne w zachęcaniu i utrzymywaniu tych zmian behawioralnych.

W przypadku niektórych osób interwencja medyczna może być wymagana, jeśli inne metody nie przyniosły rezultatów lub jeśli istnieją obawy zdrowotne. Może to obejmować stosowanie leków na odchudzanie na receptę, które hamują apetyt lub zmniejszają wchłanianie tłuszczu w jelitach. Leki te są zwykle przeznaczone dla osób z wysokim BMI i dodatkowymi zagrożeniami dla zdrowia i muszą być przyjmowane pod nadzorem lekarza.

W niektórych przypadkach, szczególnie w przypadku skrajnej otyłości i związanych z nią problemów zdrowotnych, można rozważyć operację bariatryczną. Te zabiegi chirurgiczne obejmują bypass żołądka, rękawową resekcję żołądka lub opaskę żołądkową. Procedury te zmniejszają rozmiar żołądka lub zmieniają przewód pokarmowy, powodując znaczną utratę wagi. Wymagają one jednak długoterminowego zobowiązania do zmiany stylu życia i regularnej kontroli lekarskiej.

Niniejsza książka dotyczy procedur minimalnie inwazyjnych, które są często popularne, ponieważ obiecują szybkie wyniki i są stosunkowo łatwe i wolne od ryzyka. W tym przewodniku zbadamy, czy tak jest w rzeczywistości.

Paryż, 17.12.2023 r.

Autorzy

Wprowadzenie

Definicja metod minimalnie inwazyjnych

Minimalnie intensywne metody redukcji tkanki tłuszczowej odnoszą się do procedur, które wymagają minimalnej interwencji w ciało i są zwykle związane z minimalnym ryzykiem lub skutkami ubocznymi. Metody te mają na celu zmniejszenie miejscowych złogów tłuszczu bez konieczności rozległej interwencji chirurgicznej, jak w przypadku tradycyjnej liposukcji. Stanowią one atrakcyjną opcję dla osób poszukujących skutecznego, ale mniej inwazyjnego rozwiązania w zakresie redukcji tkanki tłuszczowej.

Minimalnie intensywne metody opierają się na zasadzie leczenia komórek tłuszczowych w określonych obszarach ciała bez wpływu na otaczające struktury, takie jak skóra, mięśnie lub tkanki wewnętrzne. W tym celu wykorzystywane są różne technologie, które oddziałują na komórki tłuszczowe na różne sposoby. Niektóre metody wykorzystują zimno (kriolipoliza), inne ciepło (terapia laserowa lub radiofrekwencyjna) lub substancje chemiczne (lipoliza iniekcyjna) w celu rozbicia komórek tłuszczowych. Celem jest oddziaływanie na komórki tłuszczowe w taki sposób, aby były one rozpoznawane przez organizm jako produkty odpadowe, rozkładane i wydalane w sposób naturalny.

Główną zaletą tych metod jest to, że zazwyczaj mogą być wykonywane w warunkach ambulatoryjnych i wymagają niewielkiego lub żadnego czasu rekonwalescencji. Pacjenci często mogą powrócić do swoich normalnych zajęć natychmiast po zabiegu. Jest to duża różnica w porównaniu z inwazyjnymi zabiegami chirurgicznymi, które zwykle wiążą się z dłuższym okresem rekonwalescencji i wyższym ryzykiem powikłań.

Chociaż metody minimalnie inwazyjne są uważane za bezpieczne i są skuteczne w wielu przypadkach, wyniki są zwykle bardziej subtelne i mniej widoczne od razu niż w przypadku bardziej inwazyjnych procedur.

Rozwój historyczny

Historyczny rozwój i współczesne trendy w minimalnie intensywnych metodach redukcji tkanki tłuszczowej odzwierciedlają ciągły postęp w technologii medycznej i rosnące zainteresowanie zabiegami estetycznymi.

Pierwotnie metody redukcji tkanki tłuszczowej były wysoce inwazyjne i w dużej mierze ograniczały się do zabiegów chirurgicznych, takich jak liposukcja, która stała się popularna w latach 70-tych XX wieku. Liposukcja, często określana jako odsysanie tłuszczu, to zabieg chirurgiczny z zakresu medycyny estetycznej, którego celem jest redukcja złogów tłuszczu w różnych częściach ciała. Proces ten polega na wprowadzeniu małej kaniuli, połączonej z urządzeniem próżniowym, przez małe nacięcia w skórze w celu usunięcia nadmiaru tłuszczu z organizmu. Technika ta umożliwia celowanie w obszary z uporczywymi złogami tłuszczu, które często nie reagują na dietę lub ćwiczenia, takie jak brzuch, biodra, uda lub plecy.

Liposukcja nie jest przeznaczona jako metoda odchudzania, ale raczej jako opcja modelowania sylwetki. Jest idealna dla osób, które są bliskie idealnej masy ciała, ale chcą zmienić niektóre obszary nadmiaru tłuszczu.

Chociaż jest to stosunkowo bezpieczna procedura, istnieje ryzyko związane z liposukcją, jak w przypadku każdej procedury chirurgicznej. Obejmują one powikłania, takie jak infekcja, krwawienie, drętwienie lub nierówne kontury. Liposukcja stała się jedną z najpopularniejszych i najczęściej wykonywanych operacji kosmetycznych na całym świecie, ponieważ oferuje skuteczne i natychmiast widoczne rezultaty w modelowaniu sylwetki. Jest to jednak poważna procedura fizyczna, w przeciwieństwie do metod minimalnie inwazyjnych.

Liposukcja zrewolucjonizowała medycynę estetyczną dzięki możliwości usuwania dużych ilości tłuszczu, ale wiązała się z ryzykiem, takim jak infekcja, długi czas rekonwalescencji i możliwe nieprawidłowości w skórze. Z biegiem czasu wzrosło zapotrzebowanie na bezpieczniejsze, mniej inwazyjne alternatywy, które wiążą się z krótszym czasem przestoju i mniejszym ryzykiem powikłań.

Pod koniec lat 90. i na początku XXI wieku doprowadziło to do opracowania i wprowadzenia technologii umożliwiających redukcję tkanki tłuszczowej bez interwencji chirurgicznej. Innowacje te zapoczątkowały erę minimalnie inwazyjnych metod redukcji tkanki tłuszczowej.

Coraz większy nacisk kładzie się na zabiegi ukierunkowane na konkretne złogi tłuszczu, pozostawiając nietkniętą otaczającą skórę i tkankę. Postępy w technologii laserowej i kriogenicznej umożliwiły zabiegi takie jak lipoliza laserowa i kriolipoliza, które selektywnie zabijają komórki tłuszczowe poprzez kontrolowane zastosowanie ciepła lub zimna. Metody te stanowiły skuteczne rozwiązanie do redukcji tkanki tłuszczowej w określonych obszarach i szybko stały się popularne, ponieważ obiecały poprawę wyglądu bez konieczności chirurgicznej liposukcji.

W ostatnich latach minimalnie intensywne metody znacznie ewoluowały i obecnie obejmują szereg technologii, w tym zabiegi o częstotliwości radiowej, terapie ultradźwiękowe i terapie iniekcyjne, które wykorzystują specjalne związki do rozpuszczania komórek tłuszczowych. Innowacje te rozszerzyły możliwości leczenia i oferują spersonalizowane rozwiązania dla różnych obszarów ciała i rodzajów tłuszczu.

Najnowsze trendy w tej dziedzinie koncentrują się na łączeniu różnych technologii w celu osiągnięcia synergicznych efektów i poprawy wyników. Coraz większy nacisk kładzie się również na zabiegi, które oprócz redukcji tkanki tłuszczowej zapewniają również ujędrnienie skóry, aby osiągnąć holistyczny efekt estetyczny. Badania koncentrują się również na dalszej poprawie bezpieczeństwa i skuteczności procedur oraz uczynieniu wyników leczenia bardziej przewidywalnymi i spójnymi.

Wraz z postępem technologicznym wzrosła również świadomość znaczenia zdrowego stylu życia jako uzupełnienia tych procedur. Obejmuje to zrównoważoną dietę i regularne ćwiczenia w celu optymalizacji i utrzymania wyników.

Podsumowując, minimalnie intensywne metody redukcji tkanki tłuszczowej ewoluowały od czysto chirurgicznych podejść do różnych technologicznych i innowacyjnych rozwiązań. Oferują one pacjentom bezpieczne, skuteczne i spersonalizowane opcje konturowania ciała i odzwierciedlają ciągłą ewolucję w medycynie estetycznej.

Znaczenie dla medycyny estetycznej

Znaczenie minimalnie inwazyjnych metod redukcji tkanki tłuszczowej w medycynie estetycznej odzwierciedla zarówno zmiany w zachowaniach konsumentów, jak i postęp w technologii medycznej.

Metody te znacznie poszerzyły spektrum zabiegów estetycznych i doprowadziły do zmiany paradygmatu w podejściu do modelowania sylwetki i redukcji tkanki tłuszczowej.

W przeszłości zabiegi estetyczne mające na celu redukcję tkanki tłuszczowej były niemal wyłącznie związane z opisanymi powyżej inwazyjnymi zabiegami chirurgicznymi, takimi jak liposukcja, które choć skuteczne, wiązały się również ze znacznym ryzykiem i dłuższym czasem rekonwalescencji. Jednak wraz z pojawieniem się technik minimalnie inwazyjnych, dziedzina ta uległa znacznej zmianie. Metody te oferują bezpieczniejszą, mniej inwazyjną alternatywę dla pacjentów, którzy chcą zredukować tkankę tłuszczową w niektórych obszarach bez konieczności poddawania się znieczuleniu ogólnemu lub rozległej operacji. Dzięki temu medycyna estetyczna stała się dostępna dla szerszego grona pacjentów.

Kolejnym ważnym aspektem jest indywidualizacja leczenia. Minimalnie inwazyjne metody pozwalają na bardzo konkretne ukierunkowanie i dostosowanie do potrzeb i pragnień konkretnego pacjenta. Lekarze mogą teraz oferować zabiegi dostosowane do unikalnych konturów ciała i celów estetycznych każdego pacjenta, co skutkuje większą satysfakcją pacjentów.

Co więcej, rozwój tych metod sprawił, że medycyna estetyczna wysunęła się na pierwszy plan w społeczeństwie bardziej świadomym zdrowia i zorientowanym na sprawność fizyczną. Ponieważ techniki te są mniej inwazyjne i zazwyczaj wymagają minimalnego lub zerowego czasu przestoju, dobrze pasują do nowoczesnego stylu życia, który kładzie nacisk na minimalne zakłócenia. Pacjenci często mogą wznowić swoje zwykłe czynności niemal natychmiast po zabiegu, co dodatkowo zwiększa atrakcyjność tych procedur.

Włączenie minimalnie inwazyjnych metod redukcji tkanki tłuszczowej również rozszerzyło zakres opcji zabiegów estetycznych. Nie chodzi już tylko o usuwanie niechcianego tłuszczu, ale także o precyzyjne dostrojenie i poprawę konturów ciała. Możliwość osiągnięcia subtelnych, ale znaczących zmian doprowadziła do nowego zrozumienia estetyki ciała, która koncentruje się na optymalizacji i poprawie, a nie na radykalnych zmianach.

Medycyna estetyczna ewoluowała również w kierunku bardziej holistycznego podejścia dzięki minimalnie inwazyjnym technikom. Metody te są często postrzegane jako część szerszego planu modelowania sylwetki, który może również obejmować dietę, ćwiczenia, a czasem wsparcie psychologiczne. To integracyjne podejście odzwierciedla głębsze zrozumienie, że prawdziwą estetykę osiąga się nie tylko poprzez interwencję medyczną, ale poprzez wzajemne oddziaływanie dobrego samopoczucia fizycznego, psychicznego i emocjonalnego.

Wreszcie, popularność minimalnie inwazyjnych metod redukcji tkanki tłuszczowej napędza badania i rozwój w medycynie estetycznej. Ciągłe poszukiwanie skuteczniejszych, bezpieczniejszych i wygodniejszych opcji leczenia napędza innowacje, prowadząc do ciągłego ulepszania technologii i technik. To z kolei pomaga stale podnosić standardy w medycynie estetycznej i utrzymywać pole otwarte na przyszłe postępy.

Rozdział 1: Podstawy redukcji tkanki tłuszczowej

Anatomia i fizjologia tkanki tłuszczowej

Tkanka tłuszczowa, znana również jako tkanka tłuszczowa, odgrywa ważną rolę w anatomii i fizjologii człowieka. Jest czymś więcej niż tylko magazynem energii; działa jako ważny organ endokrynologiczny (= uwalniający hormony), który wpływa na liczne funkcje organizmu.

Anatomicznie, tkanka tłuszczowa jest rozmieszczona w całym ciele. Istnieją dwa główne rodzaje tkanki tłuszczowej: biała tkanka tłuszczowa (WAT) i brązowa tkanka tłuszczowa (BAT). Biała tkanka tłuszczowa jest najbardziej obfita w ludzkim ciele i jest głównie odpowiedzialna za magazynowanie energii. Przechowuje nadmiar kalorii w dużych kropelkach tłuszczu, które są przechowywane w komórkach. Te komórki tłuszczowe, czyli adipocyty, mogą zwiększać swój rozmiar, gdy przybieramy na wadze i zmniejszać go, gdy waga spada. Biały tłuszcz służy również jako izolacja i wyściółka dla narządów i tkanek oraz przyczynia się do regulacji hormonalnej.

Z drugiej strony, brązowy tłuszcz występuje głównie u niemowląt i odgrywa kluczową rolę w produkcji ciepła. Zawiera liczne mniejsze kropelki tłuszczu i dużą liczbę mitochondriów, które nadają mu charakterystyczny brązowy kolor. Mitochondria te umożliwiają przekształcanie tłuszczu w ciepło, proces znany jako termogeneza. Brązowy tłuszcz jest mniej powszechny u dorosłych, ale ostatnie badania sugerują, że może on również odgrywać rolę w regulacji masy ciała.

Na poziomie fizjologicznym tkanka tłuszczowa jest odpowiedzialna za produkcję różnych hormonów i cytokin, które wpływają na różne funkcje organizmu. Jednym z tych hormonów jest leptyna, która odgrywa kluczową rolę w regulacji głodu i poziomu energii. Leptyna jest wydzielana przez komórki tłuszczowe i sygnalizuje mózgowi, że zmagazynowano wystarczającą ilość energii, zmniejszając w ten sposób uczucie głodu.

Tkanka tłuszczowa jest również zaangażowana w produkcję adiponektyny, hormonu, który wpływa na wrażliwość na insulinę i metabolizm tłuszczów. Niski poziom adiponektyny wiąże się z insulinoopornością i cukrzycą typu 2. Ponadto tkanka tłuszczowa wytwarza również mediatory stanu zapalnego, które mogą odgrywać rolę w przewlekłym stanie zapalnym i otyłości.

Co ciekawe, tkanka tłuszczowa wpływa również na metabolizm innych substancji w organizmie, takich jak steroidy i bierze udział w konwersji hormonów steroidowych.

Rozmieszczenie tkanki tłuszczowej w organizmie różni się w zależności od płci, co może częściowo wyjaśniać różne wzorce problemów zdrowotnych u mężczyzn i kobiet. U kobiet tkanka tłuszczowa ma tendencję do koncentrowania się bardziej wokół bioder, ud i klatki piersiowej, podczas gdy u mężczyzn ma tendencję do gromadzenia się w okolicy brzucha.

Przyczyny i rozmieszczenie tkanki tłuszczowej

Przyczyny i rozmieszczenie tkanki tłuszczowej w organizmie człowieka zależą od różnych czynników. Obejmują one aspekty genetyczne i hormonalne, a także czynniki związane ze stylem życia, takie jak dieta i ćwiczenia fizyczne.

Genetyka odgrywa ważną rolę w określaniu, gdzie i jak organizm magazynuje tłuszcz. Niektóre osoby są genetycznie predysponowane do magazynowania tłuszczu w określonych obszarach ciała, takich jak brzuch, biodra lub uda. Te predyspozycje genetyczne wpływają również na to, jak łatwo lub trudno jest danej osobie schudnąć lub przybrać na wadze. Badania wykazały, że rozkład tkanki tłuszczowej i tendencja do nadwagi lub otyłości mogą być dziedziczone w rodzinach.

Hormony mają również duży wpływ na dystrybucję tłuszczu. Hormony takie jak insulina, kortyzol, estrogeny i androgeny wpływają na sposób, w jaki organizm magazynuje i uwalnia tłuszcz. Insulina, na przykład, sprzyja magazynowaniu tłuszczu, zwłaszcza w okolicy brzucha. Kortyzol, często znany jako "hormon stresu", może prowadzić do gromadzenia się tłuszczu w okolicy brzucha, jeśli jego poziom jest podwyższony przez długi czas. Hormony zależne od płci, takie jak estrogen i testosteron, również wpływają na dystrybucję tłuszczu - kobiety mają tendencję do gromadzenia większej ilości tłuszczu wokół bioder, ud i pośladków, jak pokazano, podczas gdy mężczyźni mają tendencję do posiadania większej ilości tłuszczu z brzucha.

Dieta i styl życia to kolejne czynniki. Wysokokaloryczna, uboga w składniki odżywcze dieta w połączeniu z siedzącym trybem życia często prowadzi do przyrostu tkanki tłuszczowej. Nadmiar kalorii, zwłaszcza pochodzących z cukru i tłuszczów nasyconych, jest magazynowany w postaci tłuszczu. Ilość i rodzaj spożywanej żywności oraz częstotliwość posiłków mogą również wpływać na sposób, w jaki organizm magazynuje i metabolizuje tłuszcz.

Brak ruchu jest kolejnym kluczowym czynnikiem. Regularna aktywność fizyczna nie tylko pomaga spalać kalorie, ale także wpływa na poziom hormonów i poprawia wrażliwość na insulinę, co z kolei może wpływać na dystrybucję tłuszczu.

Wiek i płeć są również ważnymi czynnikami determinującymi rozkład tkanki tłuszczowej. Wraz z wiekiem zmienia się skład ciała - zmniejsza się udział mięśni, a udział tłuszczu może wzrosnąć. U kobiet rozkład tkanki tłuszczowej zmienia się po menopauzie, z tendencją do wzrostu tkanki tłuszczowej na brzuchu, co jest częściowo spowodowane zmianami hormonalnymi.

Czynniki psychologiczne, takie jak stres i brak snu, również mogą mieć wpływ. Przewlekły stres i brak snu mogą prowadzić do zaburzeń równowagi hormonalnej, które wpływają na magazynowanie tłuszczu i apetyt.

Podsumowując, dystrybucja i akumulacja tkanki tłuszczowej jest wynikiem złożonej interakcji czynników genetycznych, hormonalnych, stylu życia i środowiskowych. Zrozumienie tych mechanizmów ma kluczowe znaczenie dla opracowania skutecznych strategii kontroli wagi i modelowania sylwetki.

Różnice między minimalnie inwazyjną a chirurgiczną redukcją tkanki tłuszczowej

Różnice między minimalnie inwazyjną a chirurgiczną redukcją tkanki tłuszczowej są znaczące zarówno pod względem technik zabiegowych, jak i związanych z nimi aspektów klinicznych i związanych z pacjentem. Różnice te przejawiają się w różnych obszarach, od inwazyjności procedur i czasu rekonwalescencji po oczekiwane wyniki i ryzyko.

Chirurgiczna redukcja tkanki tłuszczowej, w szczególności liposukcja, to metoda chirurgiczna, w której komórki tłuszczowe są fizycznie usuwane z organizmu. Procedury te są zazwyczaj bardziej agresywne i inwazyjne, ponieważ wymagają zabiegu chirurgicznego, który jest zwykle wykonywany w znieczuleniu ogólnym. Liposukcja polega na przykład na wprowadzeniu kaniul pod skórę w celu odessania komórek tłuszczowych. Takie procedury mogą usunąć znaczną ilość tłuszczu, a tym samym osiągnąć znaczące zmiany w konturze ciała. Jednak okres rekonwalescencji po chirurgicznej redukcji tkanki tłuszczowej jest zwykle dłuższy i może wiązać się z bólem, obrzękiem i siniakami. Istnieje również większe ryzyko powikłań, takich jak infekcja, krwawienie lub nierówne kontury.

Z drugiej strony, minimalnie inwazyjne metody redukcji tkanki tłuszczowej wykorzystują różne technologie do niszczenia komórek tłuszczowych lub zmniejszania ich rozmiaru bez konieczności wykonywania dużych nacięć lub znieczulenia ogólnego. Przykłady takich technik obejmują kriolipolizę, lipolizę laserową, terapię częstotliwością radiową i lipolizę iniekcyjną. Procedury te są na ogół mniej bolesne i wiążą się z mniejszym ryzykiem i skutkami ubocznymi. Czas rekonwalescencji jest zwykle krótszy, a pacjenci często mogą powrócić do normalnej aktywności natychmiast po zabiegu. Jednak wyniki są zwykle bardziej subtelne i mniej widoczne niż w przypadku metod chirurgicznych. Aby osiągnąć pożądane efekty, często wymagane jest kilka sesji zabiegowych.

Kolejna kluczowa różnica polega na sposobie osiągania wyników. Podczas gdy metody chirurgiczne oferują natychmiastowe rezultaty poprzez usunięcie komórek tłuszczowych, techniki minimalnie inwazyjne działają stopniowo, zachęcając organizm do naturalnego rozpadu komórek tłuszczowych. Prowadzi to do stopniowej, bardziej naturalnie wyglądającej redukcji tkanki tłuszczowej w ciągu tygodni lub miesięcy.

Ważnym aspektem przy wyborze między metodami minimalnie inwazyjnymi a chirurgicznymi są cele pacjenta.

Procedury chirurgiczne lepiej nadają się do rozległych zmian, podczas gdy metody minimalnie inwazyjne są idealne do precyzyjnego i umiarkowanego modelowania sylwetki. Ponadto techniki minimalnie inwazyjne są często preferowanym wyborem dla osób poszukujących redukcji tkanki tłuszczowej bez przestojów i ryzyka związanego z operacją.

Ogólnie rzecz biorąc, oba podejścia są cennymi narzędziami w medycynie estetycznej, ale różnią się znacznie pod względem inwazyjności, czasu rekonwalescencji, ryzyka, wyników leczenia i metody aplikacji. Decyzja o wyborze jednej lub drugiej procedury zależy od indywidualnych celów pacjenta, jego stanu zdrowia i osobistych preferencji.

Przegląd metod minimalnie inwazyjnych

Nieinwazyjne metody redukcji tkanki tłuszczowej poczyniły znaczne postępy w ostatnich latach i obecnie oferują szeroką gamę opcji modelowania sylwetki bez konieczności interwencji chirurgicznej. Techniki te opierają się na różnych zasadach fizycznych w celu zmniejszenia lub zniszczenia komórek tłuszczowych. Są one szczególnie atrakcyjne, ponieważ zazwyczaj wymagają niewielkiego lub żadnego przestoju i oferują niskie ryzyko wystąpienia skutków ubocznych.

Jedną z najbardziej znanych nieinwazyjnych technik jest kriolipoliza, znana również pod marką CoolSculpting. Procedura ta wykorzystuje kontrolowane chłodzenie w celu specjalnego przechłodzenia komórek tłuszczowych i spowodowania ich śmierci. Leczone komórki tłuszczowe są rozkładane i wydalane w naturalnych procesach metabolicznych organizmu. Kriolipoliza jest szczególnie skuteczna w przypadku miejscowych złogów tłuszczu i jest często stosowana w obszarach takich jak brzuch, uda i boki.

Inną popularną metodą jest lipoliza laserowa, która wykorzystuje energię lasera do podgrzewania i niszczenia komórek tłuszczowych. W przeciwieństwie do kriolipolizy, która wykorzystuje zimno, lipoliza laserowa wykorzystuje ciepło. Metoda ta może również pomóc w ujędrnieniu skóry poprzez stymulację produkcji kolagenu i elastyny.

Terapie o częstotliwości radiowej wykorzystują energię o wysokiej częstotliwości do generowania ciepła w głębszych warstwach skóry. Ciepło to może uszkodzić komórki tłuszczowe, jednocześnie sprzyjając ujędrnieniu skóry. Radiofrekwencja jest często stosowana w połączeniu z innymi technikami, takimi jak masaż lub światło podczerwone, aby zwiększyć jej skuteczność.

Terapia ultradźwiękowa to kolejna nieinwazyjna opcja. Metoda ta wykorzystuje fale dźwiękowe o wysokiej intensywności do niszczenia komórek tłuszczowych. Terapia ultradźwiękowa jest szczególnie znana ze swojej precyzji i umożliwia ukierunkowane leczenie określonych obszarów ciała.

Oprócz tych procedur opartych na energii istnieją również metody mechaniczne, takie jak masaż, który jest często stosowany w połączeniu z innymi technologiami w celu promowania drenażu limfatycznego i wspomagania rozpadu komórek tłuszczowych.

Oprócz tych technik, istnieje również wiele miejscowych kremów i balsamów, które twierdzą, że wspomagają redukcję tkanki tłuszczowej. Produkty te często zawierają składniki, które mają na celu zwiększenie krążenia w leczonych obszarach lub promowanie spalania tłuszczu. Podczas gdy niektórzy użytkownicy zgłaszają pozytywne wyniki, wsparcie naukowe dla skuteczności takich miejscowych zabiegów jest często ograniczone.

Rozdział 2: Przygotowanie

Wybór właściwego procesu

Wybór odpowiedniej procedury nieinwazyjnych metod redukcji tkanki tłuszczowej jest procesem, który musi uwzględniać kilka ważnych czynników. Na decyzję tę duży wpływ mają indywidualne cele, cechy fizyczne, historia medyczna i osobiste preferencje. Kompleksowe zrozumienie różnych dostępnych opcji i ich specyficznych sposobów działania jest niezbędne do podjęcia świadomej decyzji.

Po pierwsze, ważne jest, aby jasno określić **własne cele i oczekiwania.** Metody nieinwazyjne są zazwyczaj najlepsze dla osób poszukujących umiarkowanej redukcji tkanki tłuszczowej w określonych obszarach, a nie całkowitej utraty wagi. Metody te są idealne do zwalczania uporczywych złogów tłuszczu, które nie reagują na dietę i ćwiczenia. Pacjenci powinni mieć realistyczne oczekiwania dotyczące wyników, ponieważ metody nieinwazyjne zwykle powodują bardziej subtelne zmiany niż zabiegi chirurgiczne.

Kolejnym ważnym krokiem jest **analiza konkretnych obszarów ciała, które mają zostać poddane zabiegowi.** Różne technologie mogą być skuteczne na różne sposoby w zależności od obszaru ciała. Na przykład kriolipoliza może być dobrze dostosowana do tłuszczu z brzucha, podczas gdy terapia ultradźwiękowa może osiągnąć lepsze wyniki na udach.

Należy również wziąć pod uwagę **historię medyczną** i warunki zdrowotne. Niektóre istniejące wcześniej schorzenia lub warunki zdrowotne mogą wpływać na przydatność do niektórych procedur redukcji tkanki tłuszczowej. Na przykład osoby z pewnymi schorzeniami skóry lub wrażliwością mogą być mniej odpowiednie do zabiegów wykorzystujących ciepło lub zimno. Więcej na ten temat później.

Ważne jest również zrozumienie różnych dostępnych technologii oraz ich **zalet i wad. Na przykład,** kriolipoliza działa poprzez zamrażanie komórek tłuszczowych, co skutkuje stopniową redukcją tkanki tłuszczowej w ciągu tygodni lub miesięcy. Z drugiej strony lipoliza laserowa wykorzystuje energię cieplną do rozbicia komórek tłuszczowych, co może również skutkować pewnym napięciem skóry. Każda metoda ma swoje specyficzne cechy, a wyboru należy dokonać w oparciu o to, co najlepiej odpowiada indywidualnym potrzebom i oczekiwaniom.

Dostępność i dostęp do technologii są również istotnymi czynnikami. Niektóre procedury mogą nie być dostępne we wszystkich klinikach lub regionach geograficznych. Ponadto **koszty** różnych metod znacznie się różnią, co również należy uwzględnić w procesie podejmowania decyzji.

Ostatecznie niezbędna jest profesjonalna konsultacja z wykwalifikowanym specjalistą. Doświadczony lekarz może zapewnić dokładną ocenę, przedstawić konkretne zalecenia i pomóc w uzyskaniu jasnego obrazu oczekiwanych wyników i ogólnego przebiegu leczenia. Wiedza ta jest niezbędna do podjęcia świadomej i pewnej decyzji.

Rozmowa doradcza

Konsultacja służy jako podstawa udanego leczenia, zapewniając, że oczekiwania pacjenta i opcje leczenia są zgodne. Konsultacja daje możliwość kompleksowej oceny i pozwala lekarzowi lub terapeucie opracować spersonalizowany plan leczenia dostosowany do konkretnych potrzeb i celów pacjenta.

Podczas konsultacji lekarz dokładnie zapyta o historię medyczną pacjenta, w tym o przebyte choroby, obecny stan zdrowia i przyjmowane leki. Informacje te mają kluczowe znaczenie dla identyfikacji potencjalnego ryzyka lub przeciwwskazań do niektórych procedur redukcji tkanki tłuszczowej. Na przykład, niektóre warunki zdrowotne, takie jak choroby skóry lub zaburzenia krwawienia, mogą wykluczać niektóre opcje leczenia.

Ponadto konsultacja pozwala na otwartą dyskusję na temat celów estetycznych pacjenta. Lekarz może zadawać pytania, aby dokładnie zrozumieć, jakie obszary ciała pacjent chce zmienić i jakich rezultatów oczekuje. Ta dyskusja pomaga ustalić realistyczne oczekiwania. Metody nieinwazyjne często oferują bardziej subtelne wyniki niż zabiegi chirurgiczne i ważne jest, aby pacjenci zrozumieli to i odpowiednio dostosowali swoje oczekiwania.

Kolejnym ważnym aspektem konsultacji jest wyjaśnienie różnych dostępnych opcji leczenia. Lekarz szczegółowo wyjaśni, jak działają różne technologie, w tym ich zalety i wady, oczekiwany przebieg leczenia, liczbę wymaganych sesji i możliwe skutki uboczne. Informacje te pomogą pacjentowi podjąć świadomą decyzję dotyczącą leczenia.

Konsultacja stanowi również okazję do wyjaśnienia pytań i omówienia wątpliwości. Pacjenci mogą zadawać pytania dotyczące kosztów, czasu trwania, czasu rekonwalescencji, opieki po zabiegu i długoterminowych wyników. Dobrze poinformowany pacjent z większym prawdopodobieństwem będzie w stanie aktywnie uczestniczyć w procesie podejmowania decyzji i leczenia.

Wreszcie, lekarz może również podkreślić znaczenie zdrowego stylu życia podczas konsultacji. Chociaż nieinwazyjne metody redukcji tkanki tłuszczowej mogą być skuteczne, są one najskuteczniejsze w połączeniu ze zbilansowaną dietą i regularnymi ćwiczeniami. Takie holistyczne podejście pomaga zmaksymalizować i utrzymać wyniki leczenia w dłuższej perspektywie.

Ogólnie rzecz biorąc, konsultacja jest istotną częścią procesu nieinwazyjnej redukcji tkanki tłuszczowej. Stanowi podstawę udanego leczenia, zapewniając, że zarówno pacjent, jak i lekarz są na tej samej stronie pod względem celów, oczekiwań i planu leczenia.

Wymagania medyczne i przeciwwskazania

Wymagania medyczne i przeciwwskazania są również kluczowymi aspektami przy ocenie przydatności do nieinwazyjnych procedur redukcji tkanki tłuszczowej. Uwzględnienie tych czynników jest ważne dla zapewnienia bezpieczeństwa i skuteczności zabiegu.

Podczas korzystania z nieinwazyjnych metod redukcji tkanki tłuszczowej ważne jest sprawdzenie, czy pacjenci spełniają określone **wymagania medyczne, aby** osiągnąć optymalne wyniki i zminimalizować ryzyko powikłań.

Dobry ogólny stan zdrowia ma fundamentalne znaczenie. Pacjenci powinni również być wolni od poważnych schorzeń, ponieważ mogą one zwiększać ryzyko powikłań w trakcie lub po leczeniu.

Ważne jest również, aby pacjenci mieli realistyczne oczekiwania dotyczące leczenia. Nieinwazyjne metody redukcji tkanki tłuszczowej mają głównie na celu zmniejszenie umiarkowanych złogów tłuszczu w określonych obszarach i nie powinny być postrzegane jako substytut kompleksowych programów odchudzania.

Takie zabiegi są najskuteczniejsze, gdy pacjent ma stosunkowo stabilną masę ciała. Znaczne wahania masy ciała mogą osłabić długoterminową skuteczność leczenia i dlatego należy ich unikać.

Ważną rolę odgrywa również stan skóry. Zdrowa skóra bez aktywnych infekcji, ran lub poważnych chorób skóry w obszarze docelowym zabiegu jest niezbędna do zminimalizowania ryzyka i promowania gojenia. Wystarczająca elastyczność skóry jest również korzystna, aby uniknąć niepożądanego zwiotczenia skóry po redukcji tkanki tłuszczowej. Pomaga to poprawić wyniki estetyczne i utrzymać jędrną i gładką skórę.

Planując nieinwazyjne zabiegi redukcji tkanki tłuszczowej, należy również wziąć pod uwagę **potencjalne przeciwwskazania, aby** zapewnić bezpieczeństwo pacjenta i zminimalizować ryzyko powikłań.

Pacjenci z **ciężkimi chorobami przewlekłymi**, takimi jak choroby układu krążenia, wątroby lub nerek, powinni być leczeni z zachowaniem ostrożności, ponieważ mogą one zwiększać ryzyko powikłań. Zaburzenia krzepnięcia krwi, takie jak hemofilia lub stosowanie leków rozrzedzających krew, również zwiększają ryzyko krwawienia, co należy wziąć pod uwagę podczas planowania zabiegów.

Kobiety w ciąży i karmiące piersią powinny unikać nieinwazyjnych zabiegów redukcji tkanki tłuszczowej, ponieważ wpływ na nienarodzone lub karmione piersią dziecko jest niejasny. Aktywne choroby skóry, takie jak egzema, łuszczyca lub infekcje w obszarze zabiegowym mogą być również przeciwwskazaniami, ponieważ warunki te mogą zostać zaostrzone przez procedurę.

Pacjenci **z wszczepionymi urządzeniami medycznymi**, takimi jak rozruszniki serca lub defibrylatory, powinni unikać niektórych zabiegów, zwłaszcza tych wykorzystujących energię elektryczną lub magnetyczną. Podobna sytuacja ma miejsce w przypadku metalowych implantów w obszarze zabiegowym, co może być problematyczne w przypadku zabiegów takich jak terapia prądem o częstotliwości radiowej.

Zaburzenia endokrynologiczne, takie jak nadczynność lub niedoczynność tarczycy, mogą również wpływać na wyniki i powinny zostać ustabilizowane przed zabiegiem. Pacjenci, którzy niedawno przeszli zabiegi chirurgiczne, zwłaszcza w obszarze planowanego leczenia, mogą potrzebować poczekać, aż w pełni wyzdrowieją, zanim rozważą nieinwazyjną redukcję tkanki tłuszczowej.

Należy zachować ostrożność w przypadku **aktywnego raka** lub raka w wywiadzie w obszarze leczenia, a tacy pacjenci są często wykluczani z leczenia. Należy również wziąć pod uwagę alergie lub nietolerancje na substancje stosowane w niektórych zabiegach, takich jak lipoliza iniekcyjna. Ponadto niektóre choroby autoimmunologiczne mogą zwiększać ryzyko wystąpienia działań niepożądanych.

Dokładne badanie lekarskie i wywiad medyczny są zatem niezbędne, aby upewnić się, że pacjent nadaje się do leczenia. Ważne jest, aby pacjenci ujawnili wszystkie istotne informacje medyczne, aby umożliwić podjęcie świadomej decyzji o przydatności do leczenia. Ta kompleksowa ocena pomaga zminimalizować ryzyko i zmaksymalizować bezpieczeństwo i skuteczność leczenia.

Realistyczny cel

Zarządzanie oczekiwaniami i ustalanie realistycznych celów to podstawowe elementy planowania i wdrażania nieinwazyjnych procedur redukcji tkanki tłuszczowej. Odgrywają one kluczową rolę w zadowoleniu pacjenta i powodzeniu zabiegu. Prawidłowe ustalenie oczekiwań i jasna komunikacja na temat tego, co można realistycznie osiągnąć, zapobiegnie rozczarowaniu i nieporozumieniom.

Po pierwsze, ważne jest, aby pacjenci zrozumieli, że nieinwazyjne metody redukcji tkanki tłuszczowej są przeznaczone do ukierunkowanego, umiarkowanego modelowania sylwetki, a nie jako sposób na utratę wagi lub substytut zdrowego stylu życia. Procedury te najlepiej nadają się do usuwania uporczywych złogów tłuszczu, które nie reagują na dietę i ćwiczenia, a nie do całkowitej utraty wagi.

Pacjenci powinni również zostać poinformowani, że rezultaty nie są widoczne od razu. W przeciwieństwie do zabiegów chirurgicznych, w których tłuszcz jest fizycznie usuwany, metody nieinwazyjne wymagają czasu, aby uzyskać widoczne zmiany. Ciało potrzebuje czasu, aby naturalnie rozbić i wyeliminować leczone komórki tłuszczowe. W zależności od metody i indywidualnego metabolizmu pacjenta może to zająć tygodnie, a nawet miesiące.

Innym ważnym elementem zarządzania oczekiwaniami jest zrozumienie, że do osiągnięcia pożądanych rezultatów może być konieczne przeprowadzenie wielu sesji terapeutycznych. Podczas gdy niektórzy pacjenci mogą osiągnąć zadowalające wyniki po jednej sesji, inni mogą wymagać dodatkowych sesji, aby osiągnąć pożądaną poprawę.

Ponadto ważne jest, aby pacjenci zostali poinformowani, że wyniki redukcji tkanki tłuszczowej często nie są trwałe, jeśli nie są wspierane przez zdrowy styl życia. Zrównoważona dieta i regularne ćwiczenia są niezbędne do utrzymania wyników leczenia i zapobiegania ponownemu gromadzeniu się tłuszczu.

Pacjenci powinni również zostać poinformowani o możliwych skutkach ubocznych i ryzyku związanym z różnymi metodami leczenia. Chociaż procedury nieinwazyjne są ogólnie uważane za bezpieczne i wiążą się z mniejszym ryzykiem niż procedury chirurgiczne, nadal mogą prowadzić do skutków ubocznych, takich jak zaczerwienienie, obrzęk, zasinienie lub dyskomfort w obszarze leczenia.

Rozdział 3: Lipoliza iniekcyjna (zastrzyk usuwający tłuszcz)

Lipoliza iniekcyjna, znana również jako zastrzyki usuwające tłuszcz, jest uznaną minimalnie inwazyjną metodą redukcji miejscowych złogów tłuszczu. Mechanizm działania i substancje stosowane w tej procedurze opierają się na ukierunkowanym niszczeniu komórek tłuszczowych za pomocą substancji chemicznych.

Ścieranie w celu usunięcia strzykawek

Nie należy ich mylić z lekami powszechnie znanymi jako zastrzyki odchudzające, takimi jak Ozempic (substancja czynna semaglutyd), Wegovy, Saxenda, Contrave i inne. Nie są one częścią minimalnie inwazyjnych środków redukcji tkanki tłuszczowej w medycynie estetycznej.

Ozempic to lek, który został pierwotnie opracowany do leczenia cukrzycy typu 2. Należy do klasy agonistów receptora GLP-1 i działa poprzez zwiększenie wydzielania insuliny i obniżenie poziomu glukagonu, co skutkuje lepszą kontrolą poziomu glukozy we krwi.

Ostatnio Ozempic jest również omawiany w kontekście ogólnej utraty wagi, ponieważ może zmniejszyć uczucie głodu, a tym samym prowadzić do zmniejszenia spożycia kalorii. Należy jednak podkreślić, że Ozempic jest przede wszystkim lekiem stosowanym w leczeniu cukrzycy, a jego stosowanie w celu kontroli masy ciała musi odbywać się pod ścisłym nadzorem lekarza. Podawanie tego leku stanowi znaczną ingerencję w zdrowie.

Z drugiej strony, minimalnie inwazyjna redukcja tkanki tłuszczowej w medycynie estetycznej zwykle odnosi się do zabiegów fizycznych, takich jak lipoliza iniekcyjna, zabiegi laserowe lub kriolipoliza, które mają na celu bezpośrednie zmniejszenie lub usunięcie komórek tłuszczowych. Ozempic itp. nie należy do tej kategorii i dlatego nie powinien być postrzegany jako substytut ustalonych minimalnie inwazyjnych procedur redukcji tkanki tłuszczowej.

Różnica w stosunku do Lemon Bottle Jab

"Lemon Bottle" stał się w ciągu ostatnich sześciu miesięcy szeroko dyskutowanym tematem w medycynie estetycznej w anglojęzycznym świecie, szczególnie na platformach internetowych, takich jak TikTok, gdzie zgromadził miliony wyświetleń. Wprowadzony na rynek jako innowacyjny zastrzyk rozpuszczający tłuszcz i reklamowany jako bardziej skuteczny i bezpieczniejszy niż inne produkty, Lemon Bottle zyskał wielu zwolenników i jest promowany w mediach społecznościowych, Facebook Marketplace, Instagram itp. Lemon Bottle jest sprzedawany jako produkt kosmetyczny i jest swobodnie dostępny online, na przykład w Wielkiej Brytanii.

Wyprodukowany przez Sid Medicos w Seulu w Korei Południowej, Lemon Bottle twierdzi, że jest silniejszy niż inne zastrzyki rozpuszczające tłuszcz. Podczas gdy konkurencyjne produkty oparte są na sprawdzonych substancjach, takich jak kwas dezoksycholowy, Lemon Bottle jest wytwarzany ze składników takich jak bromelaina, ryboflawina i lecytyna. Te, po wstrzyknięciu w obszary upartego tłuszczu, mają przekształcać komórki tłuszczowe w kwasy tłuszczowe, które są następnie naturalnie wydalane. Istnieją dowody na to, że skuteczność bromelainy, jednego ze składników, opiera się na badaniach na mysich modelach komórkowych i nie jest jasne, czy wyniki te można przenieść na ludzi.

Status prawny Lemon Bottle jako produktu kosmetycznego w Wielkiej Brytanii, a nie wyrobu medycznego, oznacza, że nie podlega on tak rygorystycznym testom bezpieczeństwa wymaganym dla wyrobów medycznych. Status ten pozwala również na podawanie produktu przez osoby niebędące pracownikami służby zdrowia, które nie podlegają profesjonalnemu nadzorowi, lub na samodzielne podawanie.

Biorąc pod uwagę niejasne długoterminowe korzyści i ryzyko związane z Lemon Bottle, nowym produktem, który nie został naukowo udowodniony ani niezależnie przetestowany, odradzamy jego stosowanie w tej chwili.

W Unii Europejskiej produkty stosowane w celu redukcji tkanki tłuszczowej i podawane w formie iniekcji i tak podlegają surowym wymogom regulacyjnym. Zgodnie z prawodawstwem UE, takie produkty zasadniczo nie byłyby dopuszczone do sprzedaży bez recepty, zwłaszcza jeśli są sklasyfikowane jako produkty lecznicze lub wyroby medyczne.

Produkty, które są wstrzykiwane i mają działanie farmakologiczne, immunologiczne lub metaboliczne na organizm, są klasyfikowane jako produkty lecznicze w UE. Muszą one zostać dopuszczone do obrotu przez odpowiednie organy, takie jak Europejska Agencja Leków (EMA). Pozwolenie to wymaga udowodnienia bezpieczeństwa, skuteczności i jakości poprzez badania i testy kliniczne. Żaden z tych elementów nie jest obecnie dostępny dla Lemon Bottle Jab.

Ponadto takie produkty muszą być podawane przez wykwalifikowany personel medyczny. Sprzedaż i podawanie produktów do iniekcyjnej redukcji tkanki tłuszczowej przez niewykwalifikowany personel lub bez nadzoru medycznego stanowiłoby naruszenie przepisów UE. Ponadto reklama i marketing takich produktów również podlegają surowym zasadom, aby zapobiec wprowadzającym w błąd lub niedokładnym oświadczeniom zdrowotnym.

Ogólnie rzecz biorąc, przepisy UE wymagają, aby produkty, które mogą mieć znaczący wpływ na zdrowie, podlegały ścisłej kontroli w celu zapewnienia zdrowia i bezpieczeństwa publicznego. Każdy produkt stosowany i wstrzykiwany w celu redukcji tkanki tłuszczowej musiałby spełniać te surowe wymagania, aby mógł być legalnie wprowadzany do obrotu i stosowany w UE.

Jak działa lipoliza iniekcyjna

Głównym składnikiem aktywnym stosowanym w omawianej tutaj lipolizie iniekcyjnej jest kwas dezoksycholowy, naturalnie występujący kwas żółciowy. W medycynie kwas dezoksycholowy jest wytwarzany syntetycznie i wykorzystywany do leczenia. Substancja ta ma zdolność rozpuszczania błon komórek tłuszczowych. Kiedy kwas dezoksycholowy jest wstrzykiwany do tkanki tłuszczowej, powoduje lizę, czyli rozpad komórek tłuszczowych. Uwolnione tłuszcze - trójglicerydy - są następnie rozkładane i wydalane naturalnymi szlakami metabolicznymi organizmu.

Proces lipolizy iniekcyjnej rozpoczyna się od starannego oznaczenia obszarów, które mają zostać poddane zabiegowi. Następnie stosuje się znieczulenie miejscowe lub wstrzykuje się je w obszar zabiegowy, aby zminimalizować ból podczas zabiegu. Kwas dezoksycholowy jest następnie wstrzykiwany bezpośrednio do tkanki tłuszczowej za pomocą cienkich igieł. Liczba wstrzyknięć i ilość użytego składnika aktywnego różnią się w zależności od wielkości i charakteru leczonego obszaru.

Po wstrzyknięciu kwas dezoksycholowy zaczyna oddziaływać na komórki tłuszczowe, co prowadzi do zniszczenia błon komórek tłuszczowych. Pozostałości komórek i uwolniony tłuszcz są następnie wchłaniane przez układ odpornościowy organizmu i wydalane przez wątrobę i nerki. Proces ten może trwać kilka tygodni i zazwyczaj w celu osiągnięcia optymalnych rezultatów przeprowadza się kilka sesji zabiegowych w odstępie kilku tygodni.

Zabieg lipolizy iniekcyjnej jest szczególnie skuteczny w przypadku mniejszych złogów tłuszczu, takich jak podwójne podbródki, miłosne uchwyty lub złogi tłuszczu na ramionach i nogach. Należy pamiętać, że lipoliza iniekcyjna nie jest metodą ogólnej redukcji masy ciała, ale raczej ukierunkowanego modelowania sylwetki.

Lipoliza iniekcyjna jest ogólnie dobrze tolerowana, ale podobnie jak w przypadku wszystkich procedur medycznych, możliwe są skutki uboczne i ryzyko. Obejmują one ból, obrzęk, zasinienie, zaczerwienienie, a w rzadkich przypadkach infekcje lub reakcje alergiczne. Dokładne informacje i staranny dobór pacjentów mają zatem zasadnicze znaczenie dla zminimalizowania ryzyka wystąpienia skutków ubocznych oraz zapewnienia bezpieczeństwa i skuteczności leczenia.

Procedura i techniki leczenia

Lipoliza iniekcyjna rozpoczyna się od kompleksowego przygotowania i doradztwa. Podczas szczegółowej konsultacji między wykwalifikowanym specjalistą a pacjentem omawiana jest historia medyczna, cele estetyczne i możliwe przeciwwskazania. Podczas tej konsultacji lekarz wyjaśni metodę, wyjaśni oczekiwane wyniki i potencjalne ryzyko oraz omówi liczbę sesji, które prawdopodobnie będą wymagane.

W oparciu o indywidualne cele pacjenta i charakterystykę leczonego obszaru lekarz opracowuje indywidualny plan leczenia. Plan ten obejmuje określenie dokładnych miejsc wstrzyknięcia i ilości aktywnego składnika, który ma zostać użyty. Przygotowanie do zabiegu obejmuje dokładne oczyszczenie i dezynfekcję obszaru zabiegowego w celu zminimalizowania ryzyka infekcji. Lekarz używa specjalnego markera do precyzyjnego oznaczenia obszarów na skórze, w których mają zostać wykonane zastrzyki, aby zapewnić dokładne umieszczenie zastrzyków.

Chociaż lipoliza iniekcyjna jest często wykonywana bez znieczulenia, możliwe jest zastosowanie znieczulenia miejscowego lub łagodnego znieczulenia miejscowego w celu zwiększenia komfortu pacjenta podczas zabiegu. Substancja czynna, zwykle roztwór zawierający kwas dezoksycholowy, jest wstrzykiwana bezpośrednio do tkanki tłuszczowej za pomocą cienkiej igły. Technika i głębokość wstrzyknięcia mają kluczowe znaczenie dla skuteczności i bezpieczeństwa zabiegu.

Czas trwania typowej sesji leczenia różni się w zależności od wielkości obszaru leczenia i liczby wstrzyknięć i może wynosić od 30 do 60 minut. Po zabiegu często występuje obrzęk, zaczerwienienie lub zasinienie, ale jest to zwykle tymczasowe i ustępuje w ciągu kilku dni. Większość pacjentów może natychmiast wznowić normalną aktywność, ale powinni powstrzymać się od intensywnej aktywności fizycznej przez kilka pierwszych dni po zabiegu.

Aby uzyskać optymalne wyniki, często wymagane jest kilka sesji leczenia, które są zwykle przeprowadzane w odstępach kilku tygodni. Daje to organizmowi wystarczająco dużo czasu na rozbicie i wyeliminowanie zniszczonych komórek tłuszczowych. Przebieg leczenia różni się w zależności od indywidualnej reakcji pacjenta i celów estetycznych.

Ostateczne wyniki lipolizy iniekcyjnej są zwykle widoczne dopiero po kilku tygodniach od ostatniej sesji zabiegowej, ponieważ organizm potrzebuje czasu na przetworzenie zniszczonych komórek tłuszczowych. Regularne badania kontrolne przeprowadzane przez lekarza są ważne, aby monitorować postępy i w razie potrzeby dokonywać korekt.

Ogólnie rzecz biorąc, lipoliza iniekcyjna stanowi mniej inwazyjną alternatywę dla chirurgicznego usuwania tłuszczu. Sukces zabiegu zależy w dużej mierze od wyboru doświadczonego specjalisty, który starannie zaplanuje i przeprowadzi cały proces. Dokładna konsultacja i realistyczne oczekiwania, w połączeniu z przestrzeganiem zaleceń pooperacyjnych, mają kluczowe znaczenie dla osiągnięcia najlepszych wyników i zapewnienia dobrego samopoczucia pacjenta.

Skuteczność i badania

Lipoliza iniekcyjna okazała się skuteczną metodą w medycynie estetycznej do redukcji miejscowych złogów tłuszczu.

Różne badania i badania kliniczne oceniły skuteczność tej metody, wykazując, że jest ona szczególnie skuteczna w obszarach takich jak dolna część brzucha, boki, uda i obszar podskórny. Pacjenci często zgłaszają widoczną poprawę konturów ciała w leczonych obszarach, co jest obiektywizowane przez mierzalne zmniejszenie obwodu.

Zadowolenie pacjentów z wyników lipolizy iniekcyjnej w dużym stopniu zależy od tego, czy oczekiwania dotyczące leczenia zostały wcześniej realistycznie określone. Badania pokazują, że wielu pacjentów jest zadowolonych z wyników, zwłaszcza jeśli zostali odpowiednio poinformowani o procesie leczenia i oczekiwanych rezultatach.

Podkreśla się również długoterminowy charakter wyników, chociaż podkreśla się, że utrzymanie wyników wymaga zdrowego stylu życia. Raz zniszczone komórki tłuszczowe nie odnawiają się, ale znaczny przyrost masy ciała może prowadzić do ponownego wzrostu złogów tłuszczu. Zmienność wyników zależy od indywidualnych czynników, takich jak grubość tkanki tłuszczowej i całkowita liczba sesji zabiegowych.

Profil bezpieczeństwa lipolizy iniekcyjnej jest również ważnym obszarem badań. Większość badań wykazuje dobry profil bezpieczeństwa z przeważnie łagodnymi i przejściowymi skutkami ubocznymi. Poważne powikłania są rzadkie, ale jak w przypadku wszystkich procedur medycznych, istnieje pewne ryzyko.

Badania nad tym wariantem terapii prowadzone są na całym świecie od 2004 roku, z dużym postępem w zakresie wiedzy na temat jego skuteczności i mechanizmu działania, szczególnie w Niemczech, gdzie znajduje się najwięcej użytkowników. Skuteczność terapeutyczna niezbędnego fosfolipidu fosfatydylocholiny (PPC) w lipolizie iniekcyjnej została wielokrotnie udowodniona, a PPC ma pozytywny wpływ na utratę tkanki tłuszczowej na wszystkich poziomach.

Ogólnie rzecz biorąc, lipoliza iniekcyjna jest uznawana przez ekspertów za skuteczną metodę redukcji złogów tłuszczu, choć wyniki zależą od indywidualnej sytuacji wyjściowej pacjenta.

Możliwe zagrożenia i skutki uboczne

Chociaż lipoliza iniekcyjna jest uważana za bezpieczną, podobnie jak wszystkie procedury medyczne, niesie ze sobą potencjalne ryzyko i skutki uboczne.

Pacjenci mogą odczuwać ból lub dyskomfort w trakcie i po zabiegu, ale jest on zwykle łagodny i tymczasowy. Ponadto w miejscach wstrzyknięcia może wystąpić zaczerwienienie, obrzęk i zasinienie, które są zwykle nieszkodliwe i ustępują w ciągu kilku dni lub tygodni. Niektórzy pacjenci zgłaszają również swędzenie lub pieczenie w leczonym obszarze, ale zwykle ustępuje ono po krótkim czasie.

Choć rzadko, istnieją poważniejsze skutki uboczne, które należy wziąć pod uwagę. Obejmują one ryzyko infekcji spowodowanej penetracją skóry. Staranna higiena i pielęgnacja po zabiegu mają kluczowe znaczenie dla zminimalizowania tego ryzyka.

Mogą również wystąpić reakcje alergiczne na stosowane substancje, choć zdarza się to rzadko. Objawy mogą obejmować wysypkę skórną, pokrzywkę lub, w ciężkich przypadkach, trudności w oddychaniu. W bardzo rzadkich przypadkach może wystąpić martwica, tj. obumarcie tkanki w obszarze leczenia, prawdopodobnie spowodowane przypadkowym wstrzyknięciem do naczyń krwionośnych lub nadmiernym stężeniem substancji czynnej.

Czasami zabieg może również prowadzić do nieregularności konturu skóry, zwłaszcza jeśli nie zostanie przeprowadzony prawidłowo.

Rozdział 4: Kriolipoliza

Aplikacja na zimno w celu redukcji tkanki tłuszczowej

Kriolipoliza, innowacyjna metoda redukcji tkanki tłuszczowej, wykorzystuje selektywną wrażliwość komórek tłuszczowych na zimno w celu ich rozbicia w ukierunkowany sposób bez wpływu na otaczające tkanki, takie jak skóra lub komórki mięśniowe. Ta nieinwazyjna procedura ugruntowała swoją pozycję w medycynie estetycznej dzięki swoim naukowym podstawom i skuteczności.

W procesie kriolipolizy komórki tłuszczowe poddawane są działaniu kontrolowanego zimna, co prowadzi do krystalizacji lipidów w tych komórkach. Ta ekspozycja na zimno indukuje kontrolowaną śmierć komórek znaną jako apoptoza, powodując rozpad komórek tłuszczowych. Z czasem te zdegradowane komórki tłuszczowe są naturalnie eliminowane przez organizm. Proces ten prowadzi do długotrwałej redukcji tkanki tłuszczowej w leczonych obszarach, ponieważ dorośli zwykle nie tworzą nowych komórek tłuszczowych.

Kriolipoliza jest szczególnie skuteczna w leczeniu miejscowych złogów tłuszczu i stanowi mniej inwazyjną alternatywę dla tradycyjnej liposukcji. Ponieważ zabieg nie wymaga interwencji chirurgicznej, wiąże się z mniejszym ryzykiem i krótszym czasem rekonwalescencji niż metody chirurgiczne.

Skuteczność kriolipolizy zależy od kilku czynników, w tym od indywidualnego charakteru tkanki tłuszczowej i konkretnych celów leczenia pacjenta. Aby osiągnąć optymalne wyniki, może być konieczne przeprowadzenie wielu sesji zabiegowych. Ponownie, ważne jest, aby mieć realistyczne oczekiwania i zrozumieć, że chociaż kriolipoliza może skutecznie redukować miejscowe złogi tłuszczu, nie nadaje się jako metoda ogólnej utraty wagi.

Procedura zabiegu kriolipolizy

Proces rozpoczyna się od precyzyjnego określenia i oznaczenia obszaru docelowego, przy czym brzuch, boki, uda i plecy są często wybierane jako typowe obszary do leczenia.

Zabieg wykorzystuje specjalne urządzenie, które zawiera płytki chłodzące i jest umieszczane na obszarze docelowym. Urządzenie to chłodzi tkankę tłuszczową do kontrolowanej temperatury, która jest specjalnie zaprojektowana do niszczenia komórek tłuszczowych bez uszkadzania otaczającej tkanki. Sesja leczenia trwa zwykle od 30 minut do godziny na obszar, chociaż efekty leczenia nie są natychmiastowe. Proces redukcji tkanki tłuszczowej rozpoczyna się w ciągu kilku dni i tygodni po zabiegu i może potrwać kilka miesięcy.

Naukowe podstawy kriolipolizy opierają się na badaniach, które badają reakcję komórek tłuszczowych na działanie zimna. Badania wykazały, że w kontrolowanych warunkach ukierunkowane chłodzenie może prowadzić do znacznej redukcji tkanki tłuszczowej. Zabieg jest uważany za bezpieczny i większość pacjentów dobrze go toleruje. Najczęstsze skutki uboczne obejmują tymczasowe zaczerwienienie, obrzęk, zasinienie i drętwienie leczonego obszaru, podczas gdy poważne skutki uboczne są rzadkie.

Popularność kriolipolizy wynika z jej skuteczności, bezpieczeństwa i braku wymaganego czasu rekonwalescencji. Metoda ta stanowi skuteczne rozwiązanie dla pacjentów poszukujących nieinwazyjnej opcji modelowania sylwetki. Jej rosnąca popularność odzwierciedla rosnące zainteresowanie niechirurgicznymi alternatywami w medycynie estetycznej.

Kriolipoliza wymaga precyzyjnych protokołów zabiegowych i specjalistycznej technologii sprzętowej. Skuteczność i bezpieczeństwo zabiegu zależą w dużej mierze od prawidłowego zastosowania tych protokołów i jakości używanego sprzętu.

Protokoły leczenia

Proces kriolipolizy zwykle rozpoczyna się od szczegółowej konsultacji, podczas której lekarz omawia cele i oczekiwania pacjenta, a także możliwe przeciwwskazania. Podczas tej konsultacji oceniana jest przydatność pacjenta do zabiegu i identyfikowane są obszary, które mają zostać poddane zabiegowi. Wykonywane są zdjęcia obszarów docelowych w celu zarejestrowania sytuacji początkowej i porównania późniejszych wyników.

Obszary, które mają zostać poddane zabiegowi, są następnie zaznaczane na skórze, a pacjent jest układany w taki sposób, aby dostęp do tych obszarów był zoptymalizowany. Przed umieszczeniem urządzenia do kriolipolizy na skórę nakładana jest żelowa podkładka ochronna, która chroni ją przed zimnem i sprawia, że zabieg jest bardziej komfortowy dla pacjenta. Samo urządzenie wciąga tkankę tłuszczową między dwie płyty chłodzące za pomocą podciśnienia, aby schłodzić tkankę w ukierunkowany sposób. Ta faza chłodzenia trwa zwykle od 35 do 60 minut i ma na celu schłodzenie tkanki tłuszczowej do kontrolowanej temperatury.

Po zabiegu wykonywany jest ręczny masaż leczonego obszaru, który pomaga rozbić komórki tłuszczowe i wygładzić tkankę. Pacjent otrzymuje szczegółowe instrukcje dotyczące pielęgnacji po zabiegu i jest zapraszany na wizyty kontrolne w celu oceny wyników.

Kriolipoliza to starannie przemyślana procedura, która stanowi nieinwazyjną alternatywę dla chirurgicznych metod redukcji tkanki tłuszczowej. Dzięki kontrolowanemu zastosowaniu zimna, zabieg może skutecznie rozbijać komórki tłuszczowe i prowadzić do widocznej poprawy konturów ciała. Aby zapewnić powodzenie zabiegu, ważne jest, aby wybrać doświadczonego i wykwalifikowanego specjalistę, który starannie zaplanuje i będzie nadzorował cały proces, od przygotowania do wdrożenia i opieki pooperacyjnej.

Technologia urządzenia

Nowoczesne urządzenia do kriolipolizy charakteryzują się zastosowaniem zaawansowanych technologii chłodzenia, które umożliwiają schłodzenie tkanki tłuszczowej do pożądanej temperatury bez uszkadzania otaczających tkanek.

Urządzenia te są wyposażone w aplikatory próżniowe o różnych rozmiarach i kształtach, które są specjalnie zaprojektowane do skutecznego leczenia różnych obszarów ciała. Aplikatory wytwarzają podciśnienie, które wciąga tkankę tłuszczową pomiędzy płytki chłodzące, zapewniając precyzyjne i równomierne chłodzenie.

Precyzyjna kontrola temperatury chłodzenia i czasu jego trwania przez urządzenia umożliwia stałą i skuteczną terapię. To kontrolowane chłodzenie jest kluczowym elementem w osiąganiu pożądanych rezultatów. Aby zapewnić bezpieczeństwo i komfort podczas zabiegu, w urządzeniach zintegrowane są czujniki bezpieczeństwa, które stale monitorują temperaturę skóry i działanie urządzenia.

Ergonomiczna konstrukcja urządzeń została zaprojektowana tak, aby umożliwić wygodne użytkowanie zarówno pacjentowi, jak i lekarzowi, poprawiając wrażenia z leczenia dla obu stron.

Kriolipoliza jest wysoce wyspecjalizowaną procedurą, która wymaga zarówno wiedzy specjalistycznej, jak i precyzji. Jakość używanego sprzętu i ścisłe przestrzeganie protokołów leczenia mają kluczowe znaczenie dla zapewnienia bezpieczeństwa i skuteczności leczenia. Dlatego ważne jest, aby pacjenci konsultowali się z wykwalifikowanymi specjalistami, którzy mają niezbędne doświadczenie i odpowiedni sprzęt, aby osiągnąć najlepsze możliwe rezultaty. To połączenie zaawansowanej technologii, fachowej aplikacji i starannego planowania leczenia sprawia, że kriolipoliza jest popularnym wyborem dla pacjentów poszukujących nieinwazyjnej metody modelowania sylwetki.

Efekty długoterminowe i badania kliniczne

Od czasu jej wprowadzenia, kriolipoliza stała się przedmiotem szeroko zakrojonych badań mających na celu ocenę jej skuteczności, bezpieczeństwa i trwałości.

Długoterminowe efekty tego zabiegu, który skutkuje trwałą redukcją komórek tłuszczowych, są szczególnie godne uwagi. Zabieg powoduje krystalizację i obumieranie leczonych komórek tłuszczowych, zanim zostaną one naturalnie rozbite i wydalone przez organizm. Ponieważ dorośli zwykle nie tworzą nowych komórek tłuszczowych, redukcja komórek tłuszczowych osiągnięta dzięki kriolipolizie jest zwykle długotrwała. Jednak utrzymanie tych wyników zależy w dużej mierze od utrzymania stabilnej masy ciała, a zdrowy styl życia, który obejmuje zbilansowaną dietę i regularną aktywność fizyczną, jest niezbędny do utrzymania wyników.

Pacjenci często zgłaszają widoczną i wymierną poprawę konturów ciała w leczonych obszarach, co może mieć pozytywny wpływ na samoocenę i samopoczucie. Badania kliniczne potwierdzają skuteczność kriolipolizy w redukcji złogów tłuszczu w różnych obszarach ciała, ze znaczną redukcją tkanki tłuszczowej obserwowaną w leczonych obszarach.

Podkreślono również bezpieczeństwo kriolipolizy, przy czym w większości badań odnotowano minimalne i tymczasowe skutki uboczne, takie jak zaczerwienienie, obrzęk i drętwienie, a poważne powikłania są uważane za rzadkie.

W **badaniach satysfakcji pacjentów** kriolipoliza często wypadała korzystnie, zwłaszcza gdy pacjenci byli z wyprzedzeniem realistycznie informowani o oczekiwanych rezultatach. Badania pokazują, że kriolipoliza jest skuteczną i bezpieczną metodą nieinwazyjnej redukcji tkanki tłuszczowej, przynoszącą długotrwałe rezultaty, o ile pacjent utrzymuje swoją wagę. Jest najbardziej skuteczna u pacjentów, którzy są bliscy idealnej masy ciała i chcą zredukować określone, zlokalizowane złogi tłuszczu.

Jako atrakcyjna alternatywa dla chirurgicznego usuwania tłuszczu, szczególnie dla pacjentów poszukujących nieinwazyjnej opcji z minimalnym czasem przestoju i niskim ryzykiem, kriolipoliza stanowi ważną innowację w medycynie estetycznej. Trwające badania i monitorowanie pomagają w dalszym udoskonalaniu metody i maksymalizacji jej skuteczności i bezpieczeństwa, co dodatkowo zwiększa jej popularność i akceptację.

Bezpieczeństwo i skutki uboczne

Jako nieinwazyjna metoda redukcji tkanki tłuszczowej, kriolipoliza stała się popularną opcją leczenia ze względu na niskie ryzyko i **wysoki profil bezpieczeństwa.**

Jednak, jak w przypadku każdej procedury medycznej, istnieje potencjalne **ryzyko i skutki uboczne**, które należy wziąć pod uwagę.

Najczęstsze skutki uboczne kriolipolizy są zazwyczaj łagodne i tymczasowe. Obejmują one zaczerwienienie, obrzęk, zasinienie i drętwienie w obszarze zabiegowym. Objawy te występują zwykle natychmiast po zabiegu i zwykle ustępują w ciągu kilku dni lub tygodni. Może również wystąpić swędzenie i niewielki ból, ale zwykle są one możliwe do opanowania i również ustępują z czasem.

Rzadszym, ale poważniejszym ryzykiem jest paradoksalny przyrost tkanki tłuszczowej, znany również jako paradoksalna otyłość hiperplastyczna. Zjawisko to, w którym występuje wzrost, a nie spadek tkanki tłuszczowej w leczonym obszarze, jest rzadkie, a dokładna przyczyna nie jest w pełni poznana. Choć można je leczyć, stan ten może być frustrujący dla osób nim dotkniętych i często wymaga dodatkowych interwencji.

Innym potencjalnym ryzykiem jest uszkodzenie nerwów wywołane zimnem, które może prowadzić do długotrwałego drętwienia lub, w rzadkich przypadkach, uszkodzenia nerwów. Jest to jednak bardzo rzadkie powikłanie i w praktyce występuje tylko sporadycznie.

Aby zminimalizować ryzyko powikłań, ważne jest, aby kriolipoliza była wykonywana przez wykwalifikowanych i doświadczonych specjalistów. Prawidłowe zastosowanie technologii i staranny dobór pacjentów mają kluczowe znaczenie. Pacjenci z pewnymi istniejącymi wcześniej schorzeniami lub chorobami skóry mogą nie być odpowiednimi kandydatami do zabiegu.

Technologia urządzeń do kriolipolizy ma również wbudowane mechanizmy bezpieczeństwa. Nowoczesne urządzenia do kriolipolizy są wyposażone w czujniki monitorujące temperaturę skóry i funkcje automatycznego wyłączania, które minimalizują ryzyko uszkodzenia skóry przez mróz.

Podsumowując, kriolipoliza jest bezpieczną metodą redukcji tkanki tłuszczowej o niskim ryzyku poważnych powikłań. Większość skutków ubocznych jest łagodna i tymczasowa.

Rozdział 5: Lipoliza laserowa

Podstawy laseroterapii w redukcji tkanki tłuszczowej

Zasady laseroterapii w celu redukcji tkanki tłuszczowej, znanej jako lipoliza laserowa, opierają się na wykorzystaniu energii lasera do celowania i redukcji komórek tłuszczowych.

Technika ta stała się skuteczną, nieinwazyjną alternatywą dla tradycyjnej liposukcji i oferuje pacjentom opcję modelowania sylwetki z mniejszym ryzykiem i krótszym czasem rekonwalescencji.

Lipoliza laserowa opiera się na wykorzystaniu określonych długości fal światła laserowego, które są w stanie przeniknąć do tkanki tłuszczowej bez uszkadzania otaczającej skóry, mięśni lub innych tkanek. Laser kieruje swoją energię specjalnie na komórki tłuszczowe, podgrzewając je i upłynniając ich zawartość - głównie trójglicerydy. Upłynnione komórki tłuszczowe są metabolizowane i wydalane w sposób naturalny przez organizm lub, w przypadku niektórych zabiegów, mogą być również odsysane ręcznie.

Kluczowym aspektem lipolizy laserowej jest to, że oprócz redukcji tkanki tłuszczowej pomaga ona również napiąć skórę. Ciepło lasera stymuluje produkcję kolagenu i elastyny, dwóch ważnych białek odpowiedzialnych za jędrność i elastyczność skóry. To dodatkowe napinanie skóry jest znaczącą przewagą nad innymi technikami redukcji tkanki tłuszczowej, które mogą potencjalnie pozostawiać zwiotczałą skórę.

Leczenie zazwyczaj rozpoczyna się od konsultacji, podczas której lekarz prowadzący ocenia cele pacjenta i określa, czy lipoliza laserowa jest odpowiednią metodą. W pokoju zabiegowym obszar docelowy jest czyszczony, a rękojeść emitująca laser jest przesuwana po skórze. Czas zabiegu różni się w zależności od wielkości leczonego obszaru, ale jest stosunkowo krótki w porównaniu z metodami inwazyjnymi.

Pacjenci zwykle odczuwają niewielki lub żaden ból podczas zabiegu, ponieważ lipoliza laserowa jest często łączona z chłodzeniem w celu ochrony skóry i zwiększenia komfortu. Po zabiegu może wystąpić łagodne zaczerwienienie, obrzęk lub zasinienie, ale większość pacjentów może niemal natychmiast powrócić do normalnej aktywności.

Ważne jest również, aby rozumieć lipolizę laserową jako metodę modelowania sylwetki, a nie rozwiązanie odchudzające. Jest to idealne rozwiązanie dla osób, które są bliskie idealnej masy ciała, ale mają pewne uporczywe złogi tłuszczu, na które dieta i ćwiczenia nie mają wpływu.

Lipoliza laserowa stała się popularną opcją w medycynie estetycznej ze względu na jej skuteczność, dodatkowe korzyści w postaci ujędrnienia skóry i niskie ryzyko poważnych powikłań. Jednak, podobnie jak w przypadku wszystkich procedur medycznych, konieczna jest dokładna konsultacja z wykwalifikowanym specjalistą, aby upewnić się, że metoda jest odpowiednia dla danej osoby i osiągnąć najlepsze możliwe rezultaty.

Techniki wdrażania i leczenia

Lipoliza laserowa to specjalistyczny proces, który wymaga wysokiego poziomu wiedzy i precyzji. Zaczyna się od dokładnego planowania i przygotowania, kontynuuje faktyczny zabieg i kończy się staranną opieką po zabiegu, aby zapewnić optymalne rezultaty.

W fazie przygotowawczej odbywa się konsultacja, podczas której lekarz prowadzący ocenia, czy pacjent nadaje się do lipolizy laserowej. Omawiane są ważne aspekty, takie jak historia medyczna, cele estetyczne i możliwe przeciwwskazania. Lekarz zaznacza obszary ciała, które mają zostać poddane zabiegowi, co ma kluczowe znaczenie dla uzyskania dokładnych i skutecznych wyników. Ponadto wykonywana jest dokumentacja fotograficzna obszarów docelowych w celu zarejestrowania sytuacji początkowej i późniejszego porównania wyników.

Podczas **zabiegu na** obszar docelowy zwykle nakłada się lub wstrzykuje znieczulenie miejscowe, aby zminimalizować dyskomfort podczas zabiegu. Specjalne urządzenie laserowe jest następnie używane z ręczną sondą, która jest prowadzona po skórze, aby precyzyjnie skierować energię lasera do komórek tłuszczowych w obszarze docelowym. Ta kontrolowana aplikacja lasera zapewnia, że otaczająca tkanka jest oszczędzana, podczas gdy ciepło z lasera upłynnia tłuszcz, który jest następnie rozkładany przez organizm. Czas trwania takiego zabiegu może wynosić od 30 minut do godziny, w zależności od wielkości i liczby leczonych obszarów.

Po zabiegu może wystąpić lekkie zaczerwienienie, obrzęk i drętwienie leczonego obszaru, które zwykle są łagodne i ustępują w ciągu kilku dni. Lekarz przedstawi szczegółowe instrukcje dotyczące pielęgnacji, których należy przestrzegać, aby osiągnąć optymalne wyniki i zminimalizować ryzyko wystąpienia działań niepożądanych. Większość pacjentów może powrócić do normalnej aktywności stosunkowo szybko po zabiegu.

Rezultaty lipolizy laserowej stają się widoczne stopniowo, ponieważ organizm potrzebuje czasu, aby rozbić leczony tłuszcz. Pełny efekt jest często widoczny dopiero po kilku tygodniach lub miesiącach. W niektórych przypadkach mogą być wymagane dodatkowe zabiegi, aby osiągnąć pożądane rezultaty.

Lipoliza laserowa wymaga precyzyjnej techniki i indywidualnego planowania leczenia w celu osiągnięcia skutecznych i bezpiecznych rezultatów. Ścisła współpraca między pacjentem i lekarzem oraz staranna opieka po zabiegu mają kluczowe znaczenie dla powodzenia leczenia.

Skuteczność i wyniki badań

W ostatnich latach lipoliza laserowa zyskała coraz większą uwagę społeczności naukowej i praktyków medycyny estetycznej, co doprowadziło do szeregu projektów badawczych i badań klinicznych badających jej skuteczność i bezpieczeństwo.

Badania pokazują, że lipoliza laserowa jest skuteczna w redukcji złogów tłuszczu w różnych obszarach ciała. Badania kliniczne potwierdziły, że zastosowanie energii laserowej prowadzi do ukierunkowanego niszczenia komórek tłuszczowych, co skutkuje znaczną redukcją tkanki tłuszczowej w leczonych obszarach. Pacjenci często zgłaszają widoczną poprawę konturów ciała i zadowolenie z wyników leczenia. Na szczególną uwagę zasługuje dodatkowe napięcie skóry wywołane ciepłem lasera, które przyczynia się do produkcji kolagenu i elastyny. Ten efekt uboczny stanowi znaczącą przewagę nad innymi metodami redukcji tkanki tłuszczowej, które mogą prowadzić do zwiotczenia skóry.

Co ciekawe, badania pokazują również, że lipoliza laserowa nie tylko redukuje widoczne złogi tłuszczu, ale także poprawia ogólny wygląd skóry. Sprawia to, że technika ta jest atrakcyjną opcją dla pacjentów, którzy nie tylko chcą zredukować tkankę tłuszczową, ale także poprawić jakość swojej skóry. Badania nadal podkreślają bezpieczeństwo lipolizy laserowej. Większość badań donosi o minimalnych i tymczasowych skutkach ubocznych, takich jak zaczerwienienie, obrzęk i drętwienie. Poważne powikłania są rzadkie, co czyni lipolizę laserową bezpieczną alternatywą dla bardziej inwazyjnych procedur, takich jak tradycyjna liposukcja.

Pomimo pozytywnych wyników, ważne jest, aby podkreślić, że lipoliza laserowa najlepiej nadaje się dla pacjentów, którzy szukają umiarkowanej redukcji tkanki tłuszczowej i mają już stosunkowo stabilną masę ciała. Nie jest ona przeznaczona jako metoda ogólnej, masowej utraty wagi, ale ma na celu leczenie określonych obszarów problemowych, które nie reagują na dietę i ćwiczenia.

Podsumowując, lipoliza laserowa jest skuteczną i bezpieczną metodą redukcji tkanki tłuszczowej i modelowania sylwetki. Jego zdolność nie tylko do redukcji tkanki tłuszczowej, ale także do poprawy jakości skóry czyni go atrakcyjną opcją w medycynie estetycznej. Jednak, podobnie jak w przypadku wszystkich procedur medycznych, indywidualna konsultacja i leczenie przez wykwalifikowanych specjalistów ma kluczowe znaczenie dla osiągnięcia najlepszych wyników i zminimalizowania ryzyka.

Ryzyko i opieka po leczeniu

Lipoliza laserowa jest bezpieczną procedurą, jeśli jest stosowana prawidłowo. Jednak, podobnie jak w przypadku wszystkich procedur medycznych, wiąże się ona z pewnym ryzykiem, a staranna opieka nad pacjentem po zabiegu jest niezbędna do osiągnięcia najlepszych wyników i zminimalizowania ryzyka powikłań.

W kontekście ryzyka, po lipolizie laserowej często mogą wystąpić reakcje skórne, takie jak zaczerwienienie, obrzęk i zasinienie w obszarze zabiegowym, które są zwykle łagodne i tymczasowe. Niektórzy pacjenci mogą odczuwać ból lub dyskomfort podczas i po zabiegu, chociaż lipoliza laserowa jest często uważana za mniej bolesną w porównaniu z bardziej inwazyjnymi metodami. Ze względu na wykorzystanie energii cieplnej istnieje niewielkie ryzyko oparzeń lub innych uszkodzeń termicznych skóry lub otaczających tkanek. W rzadkich przypadkach mogą wystąpić nieregularności w konturze skóry, zwłaszcza jeśli zabieg nie jest wykonywany równomiernie. Mogą wystąpić zmiany wrażliwości skóry, takie jak drętwienie lub zmiany wrażliwości skóry, ale zwykle są one tymczasowe. Podobnie jak w przypadku wszystkich procedur, które penetrują skórę, istnieje niewielkie ryzyko infekcji, chociaż jest to rzadkie w przypadku lipolizy laserowej.

Po zabiegu pacjenci otrzymują szczegółowe instrukcje dotyczące pielęgnacji, których powinni przestrzegać, aby zapewnić szybki i wolny od komplikacji powrót do zdrowia. Obejmuje to stosowanie zimnych okładów lub chłodnych kompresów w celu złagodzenia obrzęku i przyspieszenia procesu gojenia. Pacjenci są zwykle instruowani, aby unikać bezpośredniego światła słonecznego w obszarze leczenia, aby zminimalizować ryzyko uszkodzenia skóry. W niektórych przypadkach może być zalecane noszenie odzieży uciskowej w celu zmniejszenia obrzęku i wspomagania napięcia skóry. Regularne wizyty kontrolne są ważne, aby monitorować proces gojenia i zapewnić osiągnięcie pożądanych rezultatów.

Chociaż ryzyko związane z lipolizą laserową jest ogólnie niskie, a większość pacjentów wraca do zdrowia szybko i bez powikłań, ważne jest, aby zabieg był przeprowadzany przez doświadczonego specjalistę. Staranny dobór pacjentów, wyczerpujące informacje na temat ryzyka i opieki pozabiegowej, przestrzeganie wszystkich instrukcji dotyczących opieki pozabiegowej oraz poszukiwanie pomocy medycznej w przypadku obaw lub powikłań mają kluczowe znaczenie dla powodzenia i bezpieczeństwa zabiegu.

Rozdział 6: Terapia częstotliwością radiową

Teoria i praktyka energii o częstotliwości radiowej

Wykorzystanie energii o częstotliwości radiowej w medycynie estetycznej, w szczególności do redukcji tkanki tłuszczowej i ujędrniania skóry, opiera się na teorii ukierunkowanego wytwarzania ciepła w głębszych warstwach skóry. Radiofrekwencja (RF) odnosi się do wykorzystania fal elektromagnetycznych w zakresie częstotliwości radiowych widma elektromagnetycznego. Fale te, skierowane na skórę i tkankę podskórną, generują ciepło poprzez naturalną odporność tkanki na prąd elektryczny.

Podstawowa teoria stojąca za terapią RF polega na tym, że kontrolowane ogrzewanie głębszych warstw skóry powoduje kurczenie się włókien kolagenowych, co skutkuje natychmiastowym efektem napinania skóry. Ponadto ciepło stymuluje fibroblasty, komórki odpowiedzialne za produkcję kolagenu. Ta długotrwała regeneracja kolagenu prowadzi z czasem do jędrniejszej, młodziej wyglądającej skóry. Ciepło może również oddziaływać na komórki tłuszczowe (adipocyty) w warstwie podskórnej, powodując ich rozpad i redukcję.

Technika leczenia RF jest stosunkowo prosta, ale zaawansowana technologicznie. Urządzenie RF zazwyczaj składa się z końcówki, którą umieszcza się na skórze. Ta rękojeść emituje fale o częstotliwości radiowej, które wnikają głęboko w tkankę bez uszkadzania naskórka lub górnej warstwy skóry. Głębokość penetracji energii RF zależy od częstotliwości fal. Wyższe częstotliwości mają mniejszą głębokość penetracji, podczas gdy niższe częstotliwości wnikają głębiej w tkankę.

Podczas zabiegu pacjenci zwykle odczuwają delikatne ciepło, które może być postrzegane jako przyjemne. Czas trwania zabiegu różni się w zależności od wielkości leczonego obszaru i konkretnego urządzenia, ale zwykle trwa nie dłużej niż godzinę. Zabieg RF jest ogólnie bezbolesny i większość pacjentów może powrócić do swoich normalnych czynności natychmiast po zabiegu.

Skuteczność terapii falami radiowymi w redukcji tkanki tłuszczowej i ujędrnianiu skóry została potwierdzona w licznych badaniach. Wyniki pokazują, że terapia RF może poprawić wygląd cellulitu, napiąć skórę i zmniejszyć objętość złogów tłuszczu. Wyniki zależą jednak od indywidualnych czynników, takich jak wiek, stan skóry i styl życia.

Pomimo swojej skuteczności i bezpieczeństwa, leczenie RF nie jest rozwiązaniem dla przewlekłej otyłości ani substytutem zdrowej diety i regularnych ćwiczeń. Najlepiej nadaje się dla osób, które mają już normalną wagę, ale chcą leczyć określone obszary luźnej skóry lub upartych złogów tłuszczu.

Procedura leczenia

Sukces i bezpieczeństwo terapii częstotliwością radiową zależy w dużej mierze od procedur leczenia i ustawień stosowanych urządzeń. Metoda ta wykorzystuje kontrolowaną energię o częstotliwości radiowej do penetracji głębokich warstw skóry i osiągnięcia efektów terapeutycznych.

Proces rozpoczyna się od kompleksowej konsultacji i badania w celu określenia przydatności pacjenta do leczenia i określenia konkretnych obszarów docelowych. Przed właściwym zabiegiem obszar jest oczyszczany i nakładany jest żel przewodzący, aby zoptymalizować transmisję energii RF.

Podczas zabiegu urządzenie RF jest prowadzone po skórze. Końcówki urządzenia emitują energię RF na powierzchnię skóry, która następnie przenika do głębszych warstw. Ta produkcja energii powoduje wytwarzanie ciepła, które stymuluje kolagen w skórze do kurczenia się, a jednocześnie stymuluje produkcję nowych włókien kolagenowych. Ponadto energia może oddziaływać na komórki tłuszczowe, rozgrzewając je i pomagając je rozbić.

Typowa sesja zabiegowa trwa od 30 minut do godziny, w zależności od rozległości leczonego obszaru i konkretnych celów terapii. Bezpośrednio po zabiegu pacjent może odczuwać lekkie zaczerwienienie i uczucie ciepła w leczonym obszarze, ale zwykle szybko ustępuje.

Terapia falami radiowymi oferuje skuteczną i nieinwazyjną opcję dla pacjentów pragnących poprawić wygląd skóry i zredukować złogi tłuszczu. Technika ta wymaga precyzyjnych ustawień urządzenia i przeszkolonego specjalisty, aby osiągnąć najlepsze wyniki i zapewnić pacjentowi komfort. Połączenie zaawansowanej technologii, fachowej aplikacji i starannej pielęgnacji sprawia, że terapia radiofrekwencyjna jest popularnym wyborem w medycynie estetycznej.

Ustawienia urządzenia

Nowoczesne urządzenia do terapii częstotliwością radiową są wyposażone w wybór częstotliwości, które odgrywają decydującą rolę w określaniu głębokości wnikania energii w skórę. Odpowiednia częstotliwość jest wybierana w zależności od celu leczenia i rodzaju skóry pacjenta: Wyższe częstotliwości osiągają bardziej powierzchowny efekt, podczas gdy niższe częstotliwości mogą wnikać głębiej w tkankę.

Ustawienie intensywności energii RF jest kolejnym ważnym czynnikiem, który należy starannie dostosować. Celem jest osiągnięcie skutecznych rezultatów bez zwiększania ryzyka uszkodzenia skóry. Regulacja ta opiera się na indywidualnej reakcji skóry pacjenta podczas leczenia i wymaga wysokiego poziomu wiedzy specjalistycznej.

Niektóre urządzenia RF oferują również różne tryby impulsów. Umożliwiają one emitowanie energii w różnych wzorach lub sekwencjach, a tym samym osiągnięcie określonych wyników leczenia. Ponadto wiele z tych urządzeń posiada zintegrowane mechanizmy chłodzące. Chronią one skórę i zwiększają komfort podczas zabiegu poprzez chłodzenie powierzchni skóry podczas dostarczania energii.

Dokładne ustawienia i konkretny protokół leczenia będą się różnić w zależności od rodzaju używanego urządzenia, indywidualnych potrzeb pacjenta i konkretnych celów leczenia. Optymalne wykorzystanie wymaga, aby zabieg był przeprowadzany przez doświadczonego specjalistę lub wykwalifikowanego profesjonalistę. Dokładne przeszkolenie w zakresie obsługi urządzenia i dogłębne zrozumienie podstawowych zasad terapii częstotliwością radiową mają kluczowe znaczenie dla osiągnięcia optymalnych wyników i zminimalizowania ryzyka wystąpienia skutków ubocznych.

To staranne dostrojenie i dostosowanie parametrów leczenia w terapii częstotliwością radiową zapewnia pacjentom osiągnięcie najlepszych możliwych wyników przy jednoczesnym zapewnieniu bezpieczeństwa i komfortu podczas leczenia.

Wyniki i skutki długoterminowe

Wyniki i długoterminowe efekty terapii radiofrekwencyjnej w medycynie estetycznej są ważnym czynnikiem dla pacjentów poszukujących nieinwazyjnego zabiegu poprawiającego wygląd skóry i redukującego złogi tłuszczu. Technologia ta okazała się skuteczna w napinaniu skóry i, w niektórych przypadkach, redukcji tkanki tłuszczowej.

Natychmiastowe rezultaty terapii radiofrekwencyjnej są często widoczne już po pierwszym zabiegu. Pacjenci często zgłaszają gładszą, jędrniejszą skórę i odmłodzony wygląd. Te początkowe efekty wynikają z kurczenia się istniejących włókien kolagenowych pod wpływem energii cieplnej. Jednak oprócz natychmiastowego napięcia, skóra zaczyna również wytwarzać nowe włókna kolagenowe, co może potrwać od kilku tygodni do miesięcy. Oznacza to, że pełne wyniki zabiegu często stają się widoczne dopiero po pewnym czasie, ponieważ skóra potrzebuje czasu na reakcję i regenerację na poziomie komórkowym.

Jeśli chodzi o redukcję tkanki tłuszczowej, wyniki mogą się różnić. Chociaż terapia częstotliwością radiową nie oferuje takiej samej redukcji tkanki tłuszczowej jak zabiegi inwazyjne, takie jak liposukcja, nadal może pomóc w redukcji małych złogów tłuszczu. Osiąga się to poprzez podgrzanie komórek tłuszczowych, co może skutkować ich rozpadem i metaboliczną eliminacją. Efekt ten jest jednak bardziej subtelny i najlepiej nadaje się do drobnych korekt i konturowania.

Długoterminowe efekty terapii radiofrekwencyjnej w dużym stopniu zależą od indywidualnego systemu pielęgnacji skóry i stylu życia pacjenta. Aby utrzymać wyniki, pacjentom zaleca się przestrzeganie zdrowej rutyny pielęgnacji skóry, w tym ochrony przed ekspozycją na słońce i zbilansowanej diety bogatej w przeciwutleniacze.

Przeciwutleniacze to cząsteczki, które chronią komórki przed szkodliwym działaniem wolnych rodników.

Wolne rodniki to niestabilne cząsteczki, które są wytwarzane jako produkty uboczne normalnego metabolizmu i mogą również powstawać pod wpływem czynników zewnętrznych, takich jak zanieczyszczenie, palenie tytoniu i promieniowanie UV. Mogą one powodować uszkodzenia oksydacyjne, reagując z ważnymi składnikami komórek, takimi jak DNA, białka i błony komórkowe.

Istnieje wiele różnych rodzajów przeciwutleniaczy występujących w żywności, w tym witaminy, takie jak witaminy C i E, minerały, takie jak selen i fitochemikalia, takie jak flawonoidy i polifenole. Te przeciwutleniacze znajdują się w różnych produktach spożywczych, takich jak owoce, warzywa, orzechy, nasiona i produkty pełnoziarniste.

Regularne ćwiczenia mogą również pomóc w utrzymaniu i poprawie wyników redukcji tkanki tłuszczowej.

Należy podkreślić, że terapia częstotliwością radiową nie jest rozwiązaniem jednorazowym. Wielu pacjentów wymaga wielu sesji terapeutycznych, aby osiągnąć optymalne wyniki i może skorzystać z okazjonalnych zabiegów uzupełniających w celu utrzymania efektów w dłuższej perspektywie.

Podsumowując, terapia falami radiowymi jest skuteczną metodą poprawy jakości skóry i umiarkowanej redukcji tkanki tłuszczowej. Stanowi ona nieinwazyjną alternatywę dla zabiegów chirurgicznych, a jej zaletą jest krótki czas rekonwalescencji i minimalne ryzyko. Aby uzyskać długotrwały efekt, wymagane jest połączenie regularnej pielęgnacji, zdrowego stylu życia i, w razie potrzeby, dalszych zabiegów.

Aspekty bezpieczeństwa i skutki uboczne

Terapia częstotliwością radiową jest ogólnie uważana za bezpieczną. Jednak zarówno lekarze, jak i pacjenci powinni być świadomi pewnych zagrożeń i potencjalnych skutków ubocznych.

Kluczowym aspektem bezpieczeństwa są kwalifikacje lekarza. Prawidłowe zastosowanie technologii RF wymaga kompleksowej wiedzy na temat ustawień urządzenia i reakcji skóry. Dlatego zabieg powinien być zawsze przeprowadzany przez wykwalifikowanego specjalistę lub przeszkolony personel specjalistyczny. Równie ważna jest jakość i konserwacja stosowanych urządzeń RF. Wysokiej jakości urządzenia z precyzyjnymi opcjami sterowania i wbudowanymi funkcjami bezpieczeństwa, takimi jak czujniki temperatury, mają kluczowe znaczenie dla uniknięcia przegrzania i oparzeń.

Każdy zabieg musi być indywidualnie dostosowany do pacjenta. Obejmuje to dostosowanie intensywności energii i czasu trwania zabiegu do rodzaju skóry, leczonego obszaru i konkretnych celów pacjenta. Najczęstsze działania niepożądane obejmują tymczasowe zaczerwienienie i obrzęk w obszarze leczenia, które zwykle ustępują po kilku godzinach lub dniach. W trakcie i bezpośrednio po zabiegu pacjenci mogą odczuwać ciepło i lekki dyskomfort, co jest zwykle wskaźnikiem, że energia RF dociera do głębszych warstw skóry.

W rzadkich przypadkach mogą wystąpić niewielkie siniaki i tymczasowe drętwienie, zwłaszcza jeśli podczas zabiegu używana jest próżnia. Niewłaściwa aplikacja może prowadzić do przegrzania i poparzenia skóry, co podkreśla znaczenie profesjonalnego leczenia i starannego monitorowania. Możliwe są również tymczasowe zmiany pigmentacji skóry, szczególnie u pacjentów o ciemniejszej karnacji.

Podsumowując, terapia falami radiowymi jest skuteczną metodą napinania skóry, a w niektórych przypadkach także redukcji tkanki tłuszczowej. Wymaga jednak starannego wdrożenia i indywidualnego dostosowania do pacjenta. Wyczerpujące informacje na temat potencjalnego ryzyka i skutków ubocznych, a także odpowiednia opieka po zabiegu mają kluczowe znaczenie dla zminimalizowania ryzyka i osiągnięcia optymalnych rezultatów. Pacjenci powinni otrzymać odpowiednią opiekę po zabiegu, aby uniknąć potencjalnych powikłań.

Rozdział 7: Ultradźwiękowa redukcja tkanki tłuszczowej

Ultradźwięki w medycynie estetycznej

Zastosowanie ultradźwięków w medycynie estetycznej stanowi znaczący postęp, szczególnie w obszarach napinania skóry, redukcji tkanki tłuszczowej i poprawy ogólnego wyglądu skóry. Technologie ultradźwiękowe wykorzystują fale dźwiękowe o wysokiej częstotliwości do osiągnięcia ukierunkowanych efektów terapeutycznych w głębszych warstwach skóry i tkanki podskórnej.

W dziedzinie zabiegów napinających i przeciwstarzeniowych zogniskowane ultradźwięki są wykorzystywane do podgrzewania głębokich warstw skóry. Ta ukierunkowana energia cieplna stymuluje produkcję kolagenu i elastyny, dwóch kluczowych białek, które mają kluczowe znaczenie dla jędrności i elastyczności skóry. Z czasem zwiększona produkcja kolagenu prowadzi do jędrniejszej, gładszej i młodziej wyglądającej skóry. Zogniskowana terapia ultradźwiękowa jest szczególnie odpowiednia do redukcji drobnych linii i zmarszczek oraz poprawy tekstury skóry twarzy, szyi i dekoltu.

W redukcji tkanki tłuszczowej ultradźwięki są wykorzystywane do niszczenia komórek tłuszczowych i zmniejszania ich rozmiaru. Proces ten, znany jako lipoliza ultradźwiękowa lub kawitacja ultradźwiękowa, wykorzystuje fale ultradźwiękowe o niskiej częstotliwości do wibracji komórek tłuszczowych. Wibracje te tworzą małe pęcherzyki wokół komórek tłuszczowych, które ostatecznie implodują i niszczą komórki tłuszczowe. Zniszczone komórki tłuszczowe są następnie naturalnie metabolizowane i wydalane przez organizm. Technika ta jest szczególnie skuteczna w leczeniu miejscowych złogów tłuszczu, takich jak brzuch, uda i biodra, i stanowi nieinwazyjną alternatywę dla tradycyjnej liposukcji.

Ultradźwięki są również wykorzystywane do poprawy ogólnego wyglądu skóry, szczególnie w zabiegach mających na celu poprawę krążenia skóry i promowanie drenażu limfatycznego. Może to pomóc zmniejszyć widoczność cellulitu i poprawić teksturę skóry.

Zabieg ultradźwiękowy jest zwykle bezbolesny i nie wymaga przestojów, co czyni go atrakcyjną opcją dla pacjentów poszukujących minimalnie inwazyjnych zabiegów kosmetycznych. Podczas zabiegu może wystąpić lekkie mrowienie lub uczucie ciepła, ale większość pacjentów uważa to doświadczenie za komfortowe.

Chociaż terapia ultradźwiękowa jest uważana za bezpieczną, ważne jest, aby była wykonywana przez wykwalifikowany personel, ponieważ ustawienia i technika aplikacji muszą być dokładnie kontrolowane, aby osiągnąć optymalne wyniki i zminimalizować ryzyko. Podobnie jak w przypadku wszystkich zabiegów kosmetycznych, wymagana jest dokładna konsultacja i staranna ocena przez specjalistę medycznego, aby upewnić się, że metoda jest odpowiednia dla danej osoby i że osiągnięte zostaną pożądane rezultaty.

Ogólnie rzecz biorąc, ultradźwięki oferują szeroki zakres zastosowań w medycynie estetycznej, od napinania skóry i zabiegów przeciwstarzeniowych po nieinwazyjną redukcję tkanki tłuszczowej, i stały się cennym narzędziem do wielu celów kosmetycznych.

Procedury leczenia i typy urządzeń

W medycynie estetycznej zabiegi ultradźwiękowe są metodą stosowaną do różnych celów kosmetycznych, takich jak napinanie skóry, redukcja tkanki tłuszczowej i poprawa tekstury skóry. Przebieg takich zabiegów różni się w zależności od konkretnych celów i potrzeb pacjenta.

Proces rozpoczyna się od szczegółowej konsultacji, podczas której omawiane są cele estetyczne pacjenta i sprawdzany jest jego stan zdrowia. Na tym etapie ustalany jest również indywidualny plan leczenia. Podczas przygotowywania obszaru zabiegowego, obszar docelowy jest oczyszczany i często pokrywany specjalnym żelem w celu poprawy przewodnictwa i kontaktu między urządzeniem ultradźwiękowym a skórą.

Podczas zabiegu urządzenie ultradźwiękowe jest prowadzone nad obszarem zabiegowym. W zabiegach napinających lub przeciwstarzeniowych fale ultradźwiękowe są kierowane do głębszych warstw skóry, aby stymulować produkcję kolagenu. Z kolei w zabiegach redukcji tkanki tłuszczowej energia jest kierowana do komórek tłuszczowych, aby skutecznie je zniszczyć. Czas trwania zabiegu zależy od rodzaju i zakresu zabiegu i może wynosić od 20 minut do godziny. Aby uzyskać optymalne wyniki, często wymagane jest kilka sesji.

Po zabiegu pacjenci otrzymują szczegółowe instrukcje dotyczące pielęgnacji, które mogą obejmować zalecenia dotyczące pielęgnacji skóry i ewentualne ograniczenia aktywności. Różne rodzaje urządzeń do terapii ultradźwiękowej, takie jak zogniskowane ultradźwięki (HIFU) do głębszych zabiegów na skórze, urządzenia do kawitacji ultradźwiękowej do redukcji tkanki tłuszczowej i urządzenia do ultradźwięków skórnych do powierzchownych zabiegów na skórze, mają określone ustawienia i techniki aplikacji. Urządzenia te są zoptymalizowane pod kątem odpowiednich zastosowań, a wybór odpowiedniego urządzenia i jego prawidłowe użycie ma kluczowe znaczenie dla skutecznych wyników i bezpieczeństwa pacjenta.

Bardzo ważne jest, aby zabiegi ultradźwiękowe były przeprowadzane przez wykwalifikowanych specjalistów, którzy posiadają rozległą wiedzę na temat sprzętu i fizjologii skóry. Prawidłowa aplikacja jest ważna nie tylko dla bezpieczeństwa pacjenta, ale także dla skuteczności leczenia. Pacjenci powinni być w pełni poinformowani o całym procesie leczenia, oczekiwanych wynikach i możliwych skutkach ubocznych, aby mogli podjąć świadomą decyzję o leczeniu.

Dowód skuteczności i doświadczenia pacjentów

Skuteczność terapii ultradźwiękowej w medycynie estetycznej i związane z nią doświadczenia pacjentów były przedmiotem licznych badań i ocen klinicznych. Zabiegi te, wykorzystujące fale ultradźwiękowe do różnych celów kosmetycznych, takich jak napinanie skóry, redukcja tkanki tłuszczowej i poprawa tekstury skóry, okazały się skuteczne w praktyce.

Naukowe dowody na skuteczność terapii ultradźwiękowej pochodzą z badań klinicznych, które pokazują, że technika ta może przynieść znaczną poprawę tekstury i napięcia skóry, a także redukcję złogów tłuszczu. W procedurach napinania skóry, takich jak HIFU (High-Intensity Focused Ultrasound), zaobserwowano, że ukierunkowane zastosowanie fal ultradźwiękowych głęboko w skórze właściwej i podskórnej stymuluje produkcję kolagenu i elastyny. Prowadzi to do napięcia skóry oraz redukcji zmarszczek i drobnych linii, co skutkuje młodszym, jędrniejszym wyglądem skóry. Pacjenci często zgłaszają widoczną poprawę wyglądu skóry, w tym zmniejszenie zwiotczenia i poprawę elastyczności skóry.

Badania wykazały, że kawitacja ultradźwiękowa może skutecznie niszczyć komórki tłuszczowe i zmniejszać ich rozmiar. Proces ten, wykorzystujący ultradźwięki o niskiej częstotliwości do rozbijania komórek tłuszczowych, okazał się szczególnie przydatny w leczeniu uporczywych złogów tłuszczu, które nie reagują na dietę i ćwiczenia. Pacjenci poddani temu zabiegowi często zgłaszają wymierne zmniejszenie obwodu ciała i poprawę konturu ciała.

Doświadczenia pacjentów z terapią ultradźwiękową są ogólnie pozytywne, a wielu z nich docenia nieinwazyjny charakter i minimalny czas przestoju leczenia. Większość pacjentów uważa leczenie za bezbolesne, a niektórzy zauważają lekkie mrowienie lub ciepło podczas sesji. Szybki powrót do normalnej aktywności i brak znaczących skutków ubocznych to kolejne plusy często podkreślane przez pacjentów.

Należy jednak zauważyć, że wyniki terapii ultradźwiękowej zależą od różnych czynników, w tym od rodzaju skóry danej osoby, wieku, leczonego obszaru i ogólnego stanu zdrowia pacjenta. Na skuteczność może również wpływać doświadczenie lekarza i jakość używanego sprzętu ultradźwiękowego.

Podsumowując, terapia ultradźwiękowa jest skuteczną i bezpieczną opcją w medycynie estetycznej, z pozytywnymi opiniami pacjentów na temat wyników leczenia i ogólnego doświadczenia. Podobnie jak w przypadku wszystkich zabiegów kosmetycznych, profesjonalna konsultacja i zindywidualizowane leczenie mają kluczowe znaczenie dla osiągnięcia najlepszych wyników i zapewnienia bezpieczeństwa pacjenta.

Zarządzanie ryzykiem i opieka posprzedażowa

Terapia ultradźwiękowa odgrywa obecnie ważną rolę w medycynie estetycznej, a zarządzanie ryzykiem i staranna opieka po zabiegu są ważne dla powodzenia i bezpieczeństwa leczenia. Chociaż technika ta jest ogólnie uważana za bezpieczną i skuteczną, ważne jest, aby zminimalizować potencjalne ryzyko i zapewnić kompleksową opiekę po zabiegu w celu osiągnięcia najlepszych możliwych wyników leczenia.

Zarządzanie ryzykiem rozpoczyna się od starannej selekcji pacjentów. Nie każdy nadaje się do leczenia ultradźwiękami. Osoby z pewnymi schorzeniami, takimi jak aktywne choroby skóry, ciężkie choroby przewlekłe lub rozruszniki serca, mogą być wykluczone z leczenia. W związku z tym przed rozpoczęciem leczenia niezbędna jest dokładna historia medyczna i konsultacja.

Kwalifikacje i doświadczenie lekarza są również kluczowymi aspektami zarządzania ryzykiem. Wykwalifikowany personel, który jest zaznajomiony ze specyficznymi ustawieniami urządzenia i fizjologicznymi efektami ultradźwięków, może znacznie zmniejszyć ryzyko wystąpienia działań niepożądanych. Dostosowując parametry leczenia do rodzaju skóry pacjenta i celu leczenia, można osiągnąć optymalne i bezpieczne wyniki.

Korzystanie z wysokiej jakości i dobrze utrzymanych urządzeń ultradźwiękowych ma kluczowe znaczenie.

Nowoczesne urządzenia oferują funkcje bezpieczeństwa, które minimalizują ryzyko przegrzania i uszkodzenia tkanek. Takie urządzenia zapewniają precyzyjne i kontrolowane leczenie, które jest zarówno skuteczne, jak i bezpieczne.

Po zabiegu może wystąpić lekkie zaczerwienienie, obrzęk lub uczucie ciepła w obszarze zabiegowym. Objawy te są zwykle łagodne i tymczasowe. Pacjentom często zaleca się utrzymywanie leczonego obszaru w chłodzie i unikanie bezpośredniego światła słonecznego, aby zmniejszyć stan zapalny i wspomóc proces gojenia.

Właściwa pielęgnacja skóry po zabiegu jest również ważna dla maksymalizacji rezultatów. Może to obejmować stosowanie kremów nawilżających, filtrów przeciwsłonecznych i innych produktów do pielęgnacji skóry. W przypadku zabiegów mających na celu redukcję tkanki tłuszczowej, zdrowa dieta i regularne ćwiczenia mogą również pomóc w utrzymaniu i poprawie wyników. Ważne jest, aby zrozumieć, że zabiegi ultradźwiękowe nie zastępują zdrowego stylu życia.

Regularne wizyty kontrolne u lekarza są ważne, aby monitorować proces gojenia i ocenić, czy wymagane są dodatkowe sesje leczenia.

Podsumowując, terapia ultradźwiękowa w medycynie estetycznej wymaga kompleksowego rozważenia zarządzania ryzykiem i opieki pooperacyjnej. Dokładny dobór pacjentów, wykwalifikowani specjaliści, stosowanie wysokiej jakości sprzętu i staranna opieka pozabiegowa mogą zapewnić bezpieczeństwo pacjentów i osiągnąć optymalne wyniki.

Rozdział 8: Terapie skojarzone

Połączenie różnych technik

Łączenie różnych minimalnie inwazyjnych technik w medycynie estetycznej jest zaawansowanym podejściem, które ma na celu zmaksymalizowanie korzyści płynących z różnych zabiegów i osiągnięcie kompleksowych rezultatów estetycznych. Strategia ta pozwala doświadczonym praktykom tworzyć spersonalizowane plany leczenia dostosowane do konkretnych potrzeb i celów każdego pacjenta.

Takie leczenie skojarzone może obejmować różne technologie, takie jak laseroterapia, zabiegi o częstotliwości radiowej, lipoliza ultradźwiękowa, lipoliza iniekcyjna i inne nieinwazyjne procedury. Łącząc te techniki, lekarze mogą poprawić napięcie skóry, zmniejszyć widoczność cellulitu, zminimalizować złogi tłuszczu i poprawić ogólną jakość skóry.

Podczas łączenia tych procedur ważne jest, aby zrozumieć specyficzne mechanizmy działania i obszary docelowe każdej techniki. Na przykład laseroterapia może być skuteczna w odnowie skóry i leczeniu zaburzeń pigmentacji, podczas gdy energia o częstotliwości radiowej wnika głęboko w skórę, aby promować produkcję kolagenu i napinanie skóry. Lipoliza ultradźwiękowa może być stosowana do redukcji tkanki tłuszczowej w określonych obszarach, a lipoliza iniekcyjna działa dobrze w przypadku mniejszych, zlokalizowanych złogów tłuszczu.

Połączenie tych technik umożliwia rozwiązanie kilku problemów estetycznych jednocześnie. Na przykład pacjent, który chce zmniejszyć zarówno wiotkość skóry, jak i miejscowe złogi tłuszczu, może skorzystać z leczenia obejmującego zarówno energię o częstotliwości radiowej, jak i lipolizę ultradźwiękową.

Jednym z wyzwań związanych z łączeniem różnych technik jest planowanie etapów leczenia i harmonizacja różnych procedur. Zabiegi muszą być starannie zaplanowane, aby zapewnić bezpieczeństwo i zmaksymalizować skuteczność każdej metody. W niektórych przypadkach sensowne może być przeprowadzenie zabiegów w kilku sesjach w celu ochrony skóry i promowania gojenia.

Istotną rolę odgrywa również opieka pozabiegowa, zwłaszcza w przypadku łączenia różnych technik. Pacjenci mogą potrzebować szczegółowych instrukcji dotyczących pielęgnacji skóry i radzenia sobie z efektami ubocznymi, które mogą wynikać z połączonych zabiegów.

Połączenie różnych technik minimalnie inwazyjnych wymaga wysokiego poziomu wiedzy i doświadczenia. Lekarze, którzy wykonują te zabiegi łączone, muszą być w pełni przeszkoleni w każdej technice i mieć głębokie zrozumienie interakcji i wzajemnego oddziaływania między różnymi metodami.

Ogólnie rzecz biorąc, połączenie różnych minimalnie inwazyjnych technik w medycynie estetycznej oferuje szerokie możliwości osiągnięcia celów estetycznych pacjentów. Dostosowując kombinację zabiegów, lekarze mogą poprawić wyniki, skrócić czas rekonwalescencji i zwiększyć zadowolenie pacjentów.

Integracja metod nieinwazyjnych

Włączenie nieinwazyjnych metod do medycyny estetycznej stało się coraz bardziej popularną strategią rozwiązywania różnych problemów kosmetycznych przy minimalnym ryzyku i przestojach. Metody te, począwszy od zabiegów laserowych, poprzez radiofrekwencję i terapię ultradźwiękową, aż po zabiegi iniekcyjne, oferują kompleksowe rozwiązania w zakresie odmładzania skóry, redukcji tkanki tłuszczowej i modelowania sylwetki bez konieczności wykonywania zabiegów chirurgicznych.

Integracja tych technik umożliwia lekarzom tworzenie spersonalizowanych planów leczenia dostosowanych do konkretnych potrzeb i celów każdego pacjenta. Przykładowo, pacjent pragnący ujędrnić skórę i zredukować tkankę tłuszczową może skorzystać z połączenia terapii falami radiowymi w celu ujędrnienia skóry i redukcji tkanki tłuszczowej za pomocą ultradźwięków. Takie spersonalizowane podejście umożliwia nie tylko leczenie określonych obszarów problemowych, ale także poprawę ogólnego wyglądu w harmonijny sposób.

Jedną z głównych zalet metod nieinwazyjnych jest minimalizacja ryzyka i skutków ubocznych często związanych z zabiegami chirurgicznymi. Techniki te zwykle nie wymagają znieczulenia ogólnego, powodują mniej bólu i powikłań oraz pozwalają pacjentom na szybszy powrót do codziennej aktywności. Ponadto procedury nieinwazyjne oferują lepszą kontrolę nad wynikami leczenia, pozwalając na wysoką precyzję i możliwość dostosowania do indywidualnych potrzeb.

Integracja tych metod wymaga jednak dogłębnego zrozumienia sposobu działania każdej techniki i najlepszych praktyk jej stosowania. Należy dokładnie rozważyć wybór odpowiedniej technologii, konfigurację sprzętu i zaplanowanie etapów leczenia, aby osiągnąć najlepsze wyniki i zapewnić bezpieczeństwo pacjenta. Planowanie leczenia musi uwzględniać indywidualne cechy pacjenta, takie jak rodzaj skóry, wiek, stan zdrowia i cele estetyczne.

Kolejnym ważnym aspektem integracji metod nieinwazyjnych jest opieka pozabiegowa. Pacjenci muszą być w pełni poinformowani o pielęgnacji po zabiegu, aby zmaksymalizować wyniki i zminimalizować skutki uboczne. Może to obejmować stosowanie specjalistycznych produktów do pielęgnacji skóry, unikanie ekspozycji na słońce i utrzymywanie zdrowego stylu życia.

Ogólnie rzecz biorąc, integracja nieinwazyjnych metod w medycynie estetycznej oferuje kompleksową, spersonalizowaną i obarczoną niskim ryzykiem alternatywę dla zabiegów chirurgicznych. Przy odpowiednim zastosowaniu i opiece pooperacyjnej, techniki te mogą skutecznie poprawić wygląd i zwiększyć pewność siebie pacjenta.

Rola odżywiania i sprawności fizycznej

Rola odżywiania i sprawności fizycznej w minimalnie inwazyjnych zabiegach medycyny estetycznej jest kluczowa. Chociaż takie procedury mogą pomóc poprawić wygląd, holistyczne podejście, które obejmuje odżywianie i sprawność fizyczną, jest niezbędne do osiągnięcia najlepszych długoterminowych rezultatów.

Odżywianie i sprawność fizyczna odgrywają kluczową rolę w utrzymaniu wyników minimalnie inwazyjnych zabiegów, takich jak redukcja tkanki tłuszczowej lub napinanie skóry. Zdrowa, zbilansowana dieta może pomóc ustabilizować wagę i zapobiec gromadzeniu się nowych złogów tłuszczu po zabiegach takich jak lipoliza laserowa lub ultradźwiękowa redukcja tkanki tłuszczowej. Właściwa dieta nie tylko dostarcza niezbędnych składników odżywczych do regeneracji i gojenia się skóry, ale także promuje ogólne dobre samopoczucie i zdrowy skład ciała.

Jednocześnie regularna aktywność fizyczna jest niezbędna do wspierania i wzmacniania poprawy osiągniętej dzięki minimalnie inwazyjnym procedurom. Ćwiczenia fitness pomagają ujędrnić ciało, wzmocnić mięśnie i poprawić ogólną sylwetkę. Ponadto regularne ćwiczenia pomagają poprawić krążenie, co jest ważne dla zdrowego funkcjonowania i wyglądu skóry. Aktywność fizyczna może również zmniejszyć ryzyko wystąpienia skutków ubocznych po operacji, promując krążenie krwi, pomagając przyspieszyć gojenie i zmniejszyć obrzęk.

Innym ważnym aspektem jest psychologiczny wpływ, jaki zdrowa dieta i regularne ćwiczenia mogą mieć na pacjentów. Te czynniki stylu życia nie tylko przyczyniają się do lepszego wyglądu fizycznego, ale mogą również zwiększyć pewność siebie i ogólne samopoczucie. Jest to szczególnie ważne, ponieważ zabiegi estetyczne często mają na celu poprawę samooceny i jakości życia pacjentów.

Należy jednak zauważyć, że sama dieta i fitness nie są na ogół wystarczające do osiągnięcia pewnych celów estetycznych, które można osiągnąć za pomocą minimalnie inwazyjnych procedur. Powinny być one raczej postrzegane jako uzupełnienie tych procedur, pomagając utrzymać i zoptymalizować wyniki.

Ogólnie rzecz biorąc, włączenie odżywiania i sprawności fizycznej do planu leczenia jest niezbędne dla pacjentów rozważających zabiegi małoinwazyjne. Holistyczne podejście, które obejmuje te aspekty, nie tylko promuje skuteczność zabiegów estetycznych, ale także przyczynia się do trwałej poprawy stylu życia i ogólnego samopoczucia.

Rozdział 9: Etyka, prawa i wytyczne

Kwestie etyczne w medycynie estetycznej

Medycyna estetyczna, której celem jest poprawa wyglądu, często znajduje się na styku opieki zdrowotnej i indywidualnych pragnień zmian fizycznych. Powoduje to powstanie specyficznych kwestii etycznych, które należy dokładnie rozważyć.

Po pierwsze, świadoma zgoda jest głównym filarem etycznym. Pacjenci muszą być w pełni poinformowani o charakterze proponowanej procedury, jej ryzyku, skutkach ubocznych i oczekiwanych wynikach. Obejmuje to również informacje o możliwych alternatywach i długoterminowych skutkach zabiegu. Decyzja o poddaniu się zabiegowi estetycznemu powinna być zawsze podejmowana dobrowolnie i na podstawie wszystkich istotnych informacji.

Kolejnym ważnym aspektem są **realistyczne oczekiwania**. Obowiązkiem lekarza jest ustalenie realistycznych oczekiwań dotyczących wyników i unikanie przesadnych lub nieosiągalnych celów. Obejmuje to zrozumienie motywacji pacjenta do zabiegu i rozważenie potencjalnego wpływu psychologicznego.

Bezpieczeństwo pacjenta jest zawsze na pierwszym miejscu. Zabiegi estetyczne powinny być przeprowadzane zgodnie z najwyższymi standardami medycznymi. Oznacza to, że zabiegi powinny być wykonywane wyłącznie przez wykwalifikowanych specjalistów przy użyciu odpowiednich technik i sprzętu. Kluczowe jest przedkładanie dobra pacjenta nad interesy komercyjne.

Kolejną ważną kwestią jest **autonomia pacjenta**. Decyzje estetyczne są często głęboko osobiste, a życzenia i wartości pacjenta powinny być szanowane. Jednocześnie lekarze muszą kierować się profesjonalnym osądem, aby unikać zbyt ryzykownych lub niepotrzebnych procedur.

Prywatność i poufność mają również ogromne znaczenie. Informacje o pacjentach i szczegóły leczenia muszą być traktowane jako poufne. Jest to szczególnie ważne w obszarze, który często obejmuje informacje osobiste i wrażliwe.

W medycynie estetycznej ważne jest również uwzględnienie **społecznych i kulturowych implikacji** ideałów piękna i wizerunku ciała. Lekarze powinni być świadomi potencjalnego wpływu ich pracy na postrzeganie standardów piękna i poczucia własnej wartości.

Podsumowując, praktyka medycyny estetycznej wymaga wysokiego poziomu świadomości etycznej i odpowiedzialności. Ochrona bezpieczeństwa pacjenta, świadoma zgoda, realistyczne oczekiwania, autonomia pacjenta, prywatność i poufność mają kluczowe znaczenie dla utrzymania zaufania pacjenta i etycznego działania.

Ramy prawne i standardy

Prawne warunki ramowe i standardy istnieją również w medycynie estetycznej. Są one ważne dla zagwarantowania bezpieczeństwa pacjentów i zapewnienia wysokiego poziomu jakości zabiegów. Przepisy te, które różnią się w zależności od kraju, opierają się na pewnych podstawowych zasadach, które są w dużej mierze uniwersalne.

Kluczowym aspektem tych przepisów jest wymóg, aby tylko **wykwalifikowani specjaliści mogli** wykonywać te procedury. Zwykle obejmuje to lekarzy, wyspecjalizowanych dermatologów lub chirurgów plastycznych, a w niektórych przypadkach przeszkolonych specjalistów medycznych pod nadzorem lekarza. Konkretne wymagania dotyczące szkoleń i certyfikacji różnią się w zależności od regionu, ale zapewniają, że osoby wykonujące zabiegi mają niezbędną wiedzę i doświadczenie.

Stosowane **urządzenia i produkty,** takie jak lasery, wypełniacze lub toksyna botulinowa, muszą być również zatwierdzone przez odpowiednie organy ds. zdrowia. Zezwolenia te opierają się na kompleksowych testach klinicznych, które gwarantują bezpieczeństwo i skuteczność produktów i urządzeń.

Bezpieczeństwo pacjentów i informacja to kolejne ważne filary. Przepisy i regulacje podkreślają potrzebę zapewnienia pacjentom wyczerpujących informacji na temat ryzyka, potencjalnych skutków ubocznych i oczekiwanych rezultatów. Obejmuje to również informowanie pacjentów o alternatywnych opcjach leczenia.

Ochrona danych i poufność również odgrywają ważną rolę. Dane osobowe i medyczne pacjentów muszą być przetwarzane zgodnie z surowymi przepisami o ochronie danych.

Standaryzowane protokoły leczenia są niezbędne do zapewnienia spójności i bezpieczeństwa leczenia. Odpowiednie środki opieki pooperacyjnej są częścią tych protokołów w celu promowania gojenia i minimalizowania powikłań.

W wielu krajach dostawcy minimalnie inwazyjnych procedur są również zobowiązani do wykupienia **ubezpieczenia od odpowiedzialności zawodowej, aby** chronić siebie i pacjentów w przypadku powikłań lub nieprawidłowego leczenia.

Ciągłe **kształcenie i szkolenie** specjalistów medycznych jest niezbędne, aby nadążyć za najnowszymi technikami, badaniami i standardami bezpieczeństwa. Te ciągłe szkolenia zapewniają, że specjaliści pozostają w czołówce praktyki medycznej.

Zgodność z tymi ramami prawnymi i standardami ma zasadnicze znaczenie dla zapewnienia wysokiego poziomu profesjonalizmu i odpowiedzialności etycznej w medycynie estetycznej. Pomagają one zwiększyć zaufanie pacjentów do tych usług i zapewniają, że procedury minimalnie inwazyjne są wykonywane zarówno bezpiecznie, jak i skutecznie.

Wytyczne dla praktyków

W przypadku lekarzy medycyny estetycznej specjalizujących się w zabiegach małoinwazyjnych konieczne jest przestrzeganie pewnych wytycznych i najlepszych praktyk, które zapewniają zarówno bezpieczeństwo pacjentów, jak i jakość opieki. Odpowiednie kwalifikacje i ciągłe szkolenia są niezbędne, aby zapewnić, że lekarze posiadają niezbędną wiedzę i umiejętności do bezpiecznego i skutecznego wykonywania zabiegów.

Edukacja pacjentów odgrywa kluczową rolę w procesie leczenia. Lekarze powinni upewnić się, że ich pacjenci są w pełni poinformowani o ryzyku, korzyściach i możliwych wynikach zabiegu, aby mogli podjąć świadomą decyzję. Uzyskanie pisemnej świadomej zgody jest ważnym krokiem w utrzymaniu etycznych standardów praktyki.

Etyka ma również ogromne znaczenie. Lekarze powinni skupić się na ustalaniu realistycznych oczekiwań i zapewnieniu leczenia tylko wtedy, gdy leży to w najlepszym interesie pacjenta. Należy unikać nierealistycznych nadziei lub niepotrzebnych interwencji.

Bezpieczeństwo pacjentów musi być zawsze na pierwszym miejscu. Oznacza to korzystanie z zatwierdzonego i bezpiecznego sprzętu i produktów, przestrzeganie sterylnych procedur i przestrzeganie wszystkich protokołów bezpieczeństwa. Dokładna dokumentacja zabiegów i reakcji pacjenta ma zasadnicze znaczenie dla zapewnienia wysokiej jakości leczenia i działań następczych.

Spersonalizowane plany leczenia, dostosowane do konkretnych potrzeb i celów każdego pacjenta, mają kluczowe znaczenie dla osiągnięcia optymalnych wyników. Należy unikać standardowych podejść, ponieważ nie uwzględniają one indywidualnych różnic między pacjentami.

Staranna opieka pooperacyjna i regularne wizyty kontrolne są ważne dla monitorowania procesu gojenia oraz rozpoznawania i leczenia wszelkich powikłań w odpowiednim czasie. Lekarze powinni być również przygotowani do skutecznego reagowania na powikłania i podejmowania odpowiednich działań.

Stała edukacja w zakresie nowych technik, podejść do leczenia i rozwoju branży jest niezbędna dla praktyków, aby doskonalić swoje umiejętności i pozostać w czołówce praktyki.

Postępując zgodnie z tymi zintegrowanymi podejściami i wytycznymi, lekarze medycyny estetycznej mogą utrzymać wysoki poziom profesjonalizmu oraz zapewnić zaufanie i bezpieczeństwo swoich pacjentów.

Prawa i informacje dla pacjentów

W medycynie estetycznej poszanowanie praw pacjenta i kompleksowe informowanie pacjenta mają kluczowe znaczenie. Pacjenci mają prawo do pełnej informacji na temat wszystkich aspektów planowanego leczenia, w tym potencjalnego ryzyka, skutków ubocznych i oczekiwanych rezultatów. Wiedza ta ma kluczowe znaczenie dla umożliwienia pacjentom podejmowania świadomych decyzji dotyczących ich leczenia.

Konsultacja powinna obejmować wszystkie istotne informacje na temat zabiegu, takie jak rodzaj zabiegu, czego można się spodziewać w trakcie i po zabiegu, możliwe zagrożenia i powikłania oraz alternatywne metody leczenia. Równie ważne jest omówienie oczekiwań pacjenta i realistycznych wyników, które można osiągnąć dzięki leczeniu.

Pacjenci mają również prawo do poufnego traktowania ich danych osobowych i medycznych. **Prywatność i poufność** są podstawowymi aspektami praw pacjentów i muszą być szanowane i chronione przez wszystkich pracowników służby zdrowia. Pacjenci mają również prawo do odmowy wyrażenia zgody na leczenie lub do wycofania zgody, która została już udzielona. Musi to być możliwe bez jakiejkolwiek presji lub negatywnych konsekwencji dla ich dalszej opieki medycznej.

Edukacja pacjentów nie powinna być tylko jednorazową sesją informacyjną przed zabiegiem, ale ciągłym procesem, który obejmuje również opiekę pooperacyjną i możliwe zabiegi uzupełniające. Pacjenci powinni być zachęcani do zadawania pytań i zgłaszania wątpliwości, zarówno przed, jak i po zabiegu.

Ogólnie rzecz biorąc, obowiązkiem lekarza jest stworzenie atmosfery zaufania i otwartości oraz zapewnienie, że pacjenci są dobrze poinformowani o wszystkich aspektach leczenia i zaangażowani w proces podejmowania decyzji. Poszanowanie praw pacjentów i dostarczanie dokładnych informacji są niezbędne do utrzymania etycznych i profesjonalnych standardów w medycynie estetycznej.

Koszty leczenia

Koszty minimalnie inwazyjnych zabiegów redukcji tkanki tłuszczowej są zazwyczaj ponoszone przez samych pacjentów. Tego typu zabiegi zazwyczaj należą do kategorii medycyny estetycznej lub kosmetycznej, która zazwyczaj nie jest objęta ustawowym lub prywatnym ubezpieczeniem zdrowotnym, ponieważ nie jest uważana za niezbędną z medycznego punktu widzenia.

Istnieją jednak wyjątkowe przypadki, w których ubezpieczenie zdrowotne może pokryć koszty. Może tak być w przypadku, gdy leczenie jest konieczne z powodów medycznych, takich jak problemy zdrowotne spowodowane nadmiarem tłuszczu. W takich przypadkach jednak często muszą być spełnione określone warunki, a lekarz musi potwierdzić medyczną konieczność leczenia.

Pacjenci zainteresowani minimalnie inwazyjnym zabiegiem redukcji tkanki tłuszczowej powinni skontaktować się bezpośrednio ze swoim ubezpieczycielem, aby dowiedzieć się, czy koszty mogą zostać pokryte w ich konkretnym przypadku. W większości przypadków powinni oni jednak liczyć się z koniecznością pokrycia kosztów we własnym zakresie. Zaleca się również uzyskanie szczegółowych szacunków kosztów od ośrodków leczenia przed rozpoczęciem leczenia, aby mieć jasny obraz związanych z tym kosztów.

Samoleczenie

Minimalnie inwazyjne procedury w medycynie estetycznej, zwłaszcza te mające na celu redukcję tkanki tłuszczowej, nigdy nie powinny być wykonywane bez nadzoru i wskazówek wykwalifikowanego lekarza lub odpowiednio przeszkolonego pracownika służby zdrowia. Procedury te wymagają specjalistycznej wiedzy, umiejętności i doświadczenia, zarówno w zakresie stosowania techniki, jak i radzenia sobie z możliwym ryzykiem i skutkami ubocznymi.

Wykonywanie takich zabiegów bez nadzoru medycznego wiąże się ze znacznym ryzykiem, w tym infekcją, nieprawidłowymi wynikami, bliznami i innymi poważnymi powikłaniami. Ponadto samodzielne wykonywanie zabiegów medycznych bez licencji jest w wielu krajach niezgodne z prawem.

Pacjenci rozważający minimalnie inwazyjną redukcję tkanki tłuszczowej lub inne zabiegi estetyczne powinni zawsze konsultować się z wykwalifikowanymi lekarzami, którzy są w stanie dokonać profesjonalnej oceny, bezpiecznie przeprowadzić zabieg i zapewnić odpowiednią opiekę pooperacyjną. Ważne jest, aby decyzję o poddaniu się takim zabiegom podejmować ostrożnie i wykonywać je w profesjonalnym środowisku medycznym, aby zminimalizować ryzyko dla zdrowia i osiągnąć najlepsze możliwe rezultaty.

Ponadto leki stosowane w minimalnie inwazyjnych zabiegach redukcji tkanki tłuszczowej zwykle wymagają recepty. Dotyczy to w szczególności leków stosowanych do lipolizy iniekcyjnej, takich jak roztwory iniekcyjne zawierające fosfatydylocholinę i kwas dezoksycholowy. Takie preparaty mogą być przepisywane i stosowane wyłącznie przez wykwalifikowanych lekarzy. Jednym z nielicznych wyjątków jest lek Orlistat (Alli), który jest dostępny w aptekach, ale nie wymaga recepty.

Wymóg posiadania recepty na takie leki służy zapewnieniu bezpieczeństwa pacjentów. Gwarantuje on, że leki są stosowane wyłącznie pod nadzorem lekarza i po dokładnej ocenie przydatności pacjenta do leczenia. Zapewnia również, że leczenie jest prowadzone przez pracowników służby zdrowia, którzy są w stanie prawidłowo dawkować i podawać leki oraz radzić sobie z możliwymi skutkami ubocznymi.

Ważne jest, aby pacjenci rozważający minimalnie inwazyjną redukcję tkanki tłuszczowej konsultowali się z wykwalifikowanymi i licencjonowanymi lekarzami. Samoleczenie lub zakup leków na receptę bez nadzoru lekarza może stanowić poważne zagrożenie dla zdrowia i zawsze należy go unikać.

Rozdział 10: Perspektywy na przyszłość

Bieżące badania i przyszły rozwój

Obecne badania i przyszły rozwój w dziedzinie minimalnie inwazyjnych procedur w medycynie estetycznej są dynamiczne i obiecują ciągłe innowacje i ulepszenia. Nacisk kładziony jest na rozwój nowych technik i urządzeń, które oferują bezpieczniejsze, skuteczniejsze i bardziej przyjazne dla pacjenta opcje leczenia.

Kluczowym obszarem badań jest udoskonalanie istniejących technologii, takich jak laser, radiofrekwencja, ultradźwięki i zabiegi iniekcyjne. Naukowcy pracują nad tym, aby techniki te były jeszcze bardziej precyzyjne i ukierunkowane w celu poprawy wyników i zminimalizowania skutków ubocznych. Na przykład w terapii laserowej opracowywane są zaawansowane urządzenia, które oferują określone długości fal dla różnych typów skóry i stanów.

Innym ważnym obszarem badań jest rozwój terapii skojarzonych. Łącząc różne technologie w jednym planie leczenia, można wykorzystać synergię w celu osiągnięcia bardziej kompleksowych i trwałych rezultatów. Na przykład połączenie zabiegów laserowych z terapią radiofrekwencyjną może zapewnić bardziej skuteczne napinanie skóry i poprawę jej tekstury.

Badania koncentrują się również na opracowywaniu nowych materiałów i produktów do zabiegów iniekcyjnych. Obejmuje to tworzenie trwalszych i bezpieczniejszych wypełniaczy, a także produktów z toksyną botulinową, które zapewniają bardziej naturalne rezultaty. Ponadto trwają prace nad opracowaniem produktów, które skuteczniej leczą określone problemy, takie jak wiotkość skóry i utrata objętości.

Integracja sztucznej inteligencji i zaawansowanej technologii obrazowania to kolejny ekscytujący postęp. Technologie te mogą pomóc lekarzom w personalizacji planów leczenia i przewidywaniu wyników, prowadząc do bardziej precyzyjnych terapii i zadowolenia pacjentów.

W przyszłości możemy również zaobserwować większy nacisk na podejście prewencyjne w medycynie estetycznej. Oznacza to stosowanie minimalnie inwazyjnych technik nie tylko w celu korygowania, ale także zapobiegania oznakom starzenia i innym problemom skórnym.

Ogólnie rzecz biorąc, perspektywy badań i rozwoju w dziedzinie chirurgii minimalnie inwazyjnej są obiecujące. Wraz z rozwojem technologii i medycyny możemy oczekiwać, że zabiegi staną się jeszcze bezpieczniejsze, skuteczniejsze i bardziej spersonalizowane pod kątem potrzeb każdego pacjenta. Postępy te nie tylko poprawią wyniki leczenia, ale także zrewolucjonizują ogólne doświadczenie pacjenta w medycynie estetycznej.

Innowacyjne technologie i nowe podejścia

Innowacyjne technologie i nowe podejścia pojawiają się w medycynie estetycznej w celu uczynienia zabiegów bardziej skutecznymi, bezpieczniejszymi i bardziej przyjaznymi dla pacjenta. Rozwój ten stanowi postęp w nauce i technologii oraz oferuje nowe możliwości osiągnięcia celów estetycznych.

Jednym z niezwykłych postępów jest dalszy rozwój **terapii laserowej i świetlnej**. Nowoczesne urządzenia laserowe są w stanie wykorzystywać bardziej specyficzne długości fal, co pozwala na bardziej ukierunkowane leczenie. Nie tylko poprawia to skuteczność leczenia różnych problemów skórnych, ale także zmniejsza ryzyko wystąpienia skutków ubocznych. Technologie IPL (Intense Pulsed Light) są również udoskonalane w celu leczenia szerszego zakresu problemów skórnych przy krótszym czasie przestoju.

Rozwijają się również **technologie radiofrekwencji i ultradźwięków.** Techniki te, stosowane do napinania skóry i redukcji tkanki tłuszczowej, stają się coraz bardziej precyzyjne i mogą docierać do głębszych warstw tkanki bez uszkadzania skóry. Wprowadzenie urządzeń do radiofrekwencji mikroigłowej łączy mikroigły z energią o częstotliwości radiowej, aby osiągnąć bardziej intensywne odmłodzenie skóry.

Procedury iniekcyjne również doświadczają innowacji. Opracowanie nowych wypełniaczy i preparatów toksyny botulinowej ma na celu osiągnięcie bardziej naturalnych rezultatów i wydłużenie czasu trwania efektu. Podejmowane są również wysiłki w celu dalszego zwiększenia bezpieczeństwa tych produktów i zmniejszenia ryzyka powikłań.

Innym wyłaniającym się trendem jest stosowanie **terapii skojarzonych**, w których kilka technik leczenia jest łączonych w celu osiągnięcia efektów synergicznych. Może to obejmować na przykład połączenie terapii laserowej z zabiegami miejscowymi lub jednoczesne stosowanie technik radiofrekwencji i ultradźwięków.

Sztuczna inteligencja i uczenie maszynowe również zyskują na znaczeniu. Technologie te mogą pomóc w analizie obrazów skóry, przewidywaniu wyników leczenia i personalizacji planów leczenia. Integracja sztucznej inteligencji z narzędziami diagnostycznymi i urządzeniami do leczenia prawdopodobnie odegra większą rolę w przyszłości.

Wreszcie, rośnie zainteresowanie podejściem prewencyjnym i zabiegami holistycznymi. Obejmuje to techniki mające na celu nie tylko leczenie istniejących problemów estetycznych, ale także opóźnianie procesu starzenia i promowanie zdrowego stanu skóry.

Te innowacyjne technologie i podejścia nadal przesuwają granice tego, co jest możliwe w medycynie estetycznej, oferując pacjentom więcej opcji i lepsze wyniki. Wraz z rosnącą liczbą badań i rozwoju możemy spodziewać się, że trendy te będą nadal nabierać tempa i kształtować krajobraz zabiegów estetycznych.

Wnioski

Niniejszy przewodnik zawiera kompleksowy przegląd różnych minimalnie inwazyjnych metod redukcji tkanki tłuszczowej w medycynie estetycznej, od lipolizy iniekcyjnej i kriolipolizy po zabiegi laserowe i terapię prądem o częstotliwości radiowej. Wyjaśniono, że chociaż metody te są skuteczną alternatywą dla tradycyjnych zabiegów chirurgicznych, takich jak liposukcja, nadal wymagają starannego rozważenia i profesjonalnego wykonania.

Bezpieczeństwo i skuteczność tych procedur zależy w dużej mierze od kwalifikacji lekarza, jakości używanego sprzętu i indywidualnych predyspozycji pacjenta. Każda technika ma swoje zalety, ograniczenia i potencjalne ryzyko, które należy dokładnie rozważyć przed podjęciem decyzji o jej zastosowaniu.

Książka ta podkreśla również znaczenie kompleksowej edukacji pacjenta i opieki pooperacyjnej w celu osiągnięcia najlepszych możliwych rezultatów i zminimalizowania potencjalnych powikłań. Podkreślono, że te minimalnie inwazyjne procedury są najbardziej skuteczne, gdy są stosowane jako część holistycznego podejścia do modelowania sylwetki i zdrowego stylu życia.

Podsumowując, mamy nadzieję, że książka ta będzie cennym źródłem informacji dla wszystkich zainteresowanych najnowszymi osiągnięciami i technikami w świecie minimalnie inwazyjnej redukcji tkanki tłuszczowej, niezależnie od tego, czy są specjalistami medycznymi, pacjentami, czy po prostu zainteresowanymi stronami.

Sugeruje to, że przy odpowiednim zastosowaniu i zwróceniu uwagi na wszystkie aspekty bezpieczeństwa, minimalnie inwazyjne metody redukcji tkanki tłuszczowej mogą zapewnić skuteczne i bezpieczne opcje poprawy konturu ciała i samooceny.